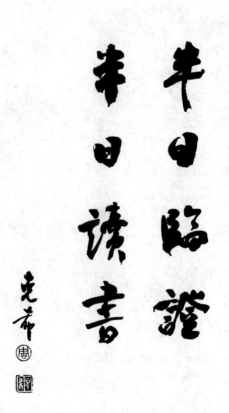

半日临证
半日读书

克希

周克希先生题词

半日临证半日读书

三集

邢 斌 著

全国百佳图书出版单位
中国中医药出版社
·北 京·

图书在版编目（CIP）数据

半日临证半日读书三集 / 邢斌著 . —北京：中国
中医药出版社，2024.3（2024.7 重印）

ISBN 978-7-5132-8643-5

Ⅰ．①半…　Ⅱ．①邢…　Ⅲ．①中医学—文集　Ⅳ．
① R2-53

中国国家版本馆 CIP 数据核字（2024）第 014278 号

中国中医药出版社出版

北京经济技术开发区科创十三街 31 号院二区 8 号楼

邮政编码　100176

传真　010-64405721

山东润声印务有限公司印刷

各地新华书店经销

开本 880×1230　1/32　印张 10.25　字数 242 千字

2024 年 3 月第 1 版　2024 年 7 月第 2 次印刷

书号　ISBN 978 – 7 – 5132 – 8643 – 5

定价　59.00 元

网址　www.cptcm.com

服 务 热 线　010-64405510

购 书 热 线　010-89535836

维 权 打 假　010-64405753

微信服务号　zgzyycbs

微商城网址　https://kdt.im/LIdUGr

官 方 微 博　http://e.weibo.com/cptcm

天猫旗舰店网址　https://zgzyycbs.tmall.com

如有印装质量问题请与本社出版部联系（010-64405510）

自 序

记得有位作家说过，每到编辑自己文集时便有些烦恼，那就是起书名。若是一位高产作家，这样的烦恼更是接踵而来了。这话好像是止庵先生说的。他大概出了十几本书（不包括他编辑的周作人等人的文集），大多数是书话集，每一本书的自序都要写一写为啥起这个书名。我觉得与其说是烦恼，不如说是文人的雅趣，当然这里面也有点凡尔赛的意味。

我曾经也有这样的烦恼。那是在《半日临证半日读书》出版之前，为了给自己这本医案医话集起个好书名，颇费了点心思。最终确定的"半日临证半日读书"这个书名我很喜欢，它代表了一种不那么世俗的理想，也真实地反映了我的人生状态。据说此书出版后，这八个字许多人喜爱，纷纷在用。待到2020年我编自己的第二本医案医话集时，便偷懒了，这么好的书名应该沿用下去，只需加上"二集"二字。其实前人也有这般偷懒的，如鲁迅先生有《华盖集》与《华盖集续编》，后又有《且介亭杂文》与《且介亭杂文二集》及《且介亭杂文末编》(《末编》在他生前已经在编，逝世后由许广平继续编辑、出版）。而我自然没有作家们的文采与才气，所以起书名对我来说，本是真真实实的烦恼，而不是文人的雅趣。但好在一个好书名已经起好，不妨就一用到底吧。因此，最近我准备把近两年撰写的文章和医案（也有一些医案是前几年还没有时间整理的）编成一本新书，书名当然不能不叫——《半日临证半日读书三集》了！

我愿自己"半日临证半日读书"的状态一直保持下去，这样的集子也一直编下去，并愿我的思考、我的经验能给读者朋友们带来启发！

是为序。

邢 斌

2022 年 10 月 18 日

目 录

下篇　与心谋

思想

随笔

上篇　与病谋

闻到药味，就有效果了

—发热医案

G 某，女，37 岁。2012 年 3 月 14 日初诊。

主诉：发热 2 天余。

病史：3 月 9 日着凉而咽干。3 月 12 日清晨外出再次受凉，9 点半回到家即感到怕冷身重，遂用热水泡脚试图发汗，但很长时间后才稍微汗出，人感到非常疲倦。午后再次发汗，但仍无显效，反而全身疼痛，坐都坐不住，只得卧床休息。盖了厚被子，人感到热，但仍无汗。3 月 13 日情况同前，极度疲乏，卧床休息。自测体温最高到 39.5℃，服小柴胡口服液、葛根芩连片、清热解毒软胶囊无效。服泰诺，体温降到 38.7℃。今天上午体温 38.7℃，仍乏力、无汗、咽干、身痛、头痛（位于两太阳穴）、耳痛，伴鼻塞流涕、咳嗽有痰、心悸且口干口苦甚、不怕冷而身热。患病以来纳呆，但无恶心，二便尚可。面色黄而灰，颧略红，脉弦滑数细，舌苔薄黄腻有齿印。

处方：柴胡 40g，黄芩 30g，花粉 30g，党参 24g，生姜 2 片，红枣 6 枚，生甘草 9g，石膏 60g，生麻黄 9g，杏仁 9g，3 剂。1 剂煎煮 3 次，每次煎煮 15 分钟，服 3 次。当天尽管时间已晚，也要服 3 次。煎煮时，可以打开盖子，熏蒸头面。

患者抓药回家已经傍晚，测体温 39.2℃。晚上 6 点半用头煎（忘放生姜）熏蒸后，人就感到舒适了不少，有精神走动说话了，然后服下头煎。8点服二煎（也忘放生姜了），精神更好了，但还是觉得身热，测体温升到39.5℃。9点50分服三煎（这次放生姜了），1小时后多次大汗。

第二天早上体温降到37.7℃，人舒服多了。这天仍有多次大汗，并有多次稀便。晚上体温37.2℃。第三天早上体温36.6℃，晚上36.9℃。第四天完全正常。

【按语】

本案属风寒入里化热，而正虚不能胜邪，太阳、阳明、少阳三阳合病，取小柴胡汤合麻杏石甘汤治疗，因辨证准确、用药果敢有力而取效甚佳。

这则医案中的几个有意思细节值得讨论。

第一，因为患者感冒发热、鼻塞流涕，所以让患者煎煮时可以打开盖子，熏蒸头面。结果患者熏蒸后当即感到舒适不少，有精神走动和说话了。患者尚未服药，仅仅只是熏蒸就有效果，这提示我们不要小看熏蒸，因为中药汤剂的气味能从口鼻、面目而入。

这让我想起曾遇到的两个案例。一是在2006年，好友盖医师介绍一位女士从山东来找我看病。患者新产，不料刚出生的婴儿意外夭折，自然悲痛不已，并且出现时时腹痛、失眠等症。因当时不在门诊，是在病房里看病，所以没有详细的门诊记录，只是拿处方笺写下了方药，现在只大概记得四逆散加味方。不久患者就告诉我，回到家煎煮药物，闻得药味就感觉心情舒服多了，腹痛也缓解了，服药后诸症悉除。还有一次，一位失眠的患者复诊，说效果好。她先生在旁边说："煎煮药物时，她闻着药味就感觉有睡意了，我闻着药味也想睡觉了。"

这样的案例虽然不多，但很有意思。有时中药效果之快，出人意料，仅仅闻到气味，药还未入口即获明显效果。而现在患者自己煎煮的少了，多数人都是代煎或用颗粒，假定自己煎煮会不会效果更好一些呢？这值得今后在临床上做进一步研究。

第二，患者抓药回家时，体温39.2℃，经过熏蒸，服了头煎、二煎，人感觉舒适了不少，体温却更高了，达到39.5℃，这是怎么回事？

其实感染之后，人体体温升高，作为机体的反应，如果是适度的，那就是自我的保护；如果过度了，那在对抗病毒、细菌等微生物的同时，对机体自身也是一种伤害。如果针灸或服药后，人感觉舒适了，体温却反而更高一些，应该视作机体在治疗后抗病作用进一步加强。随着身体的恢复，数小时后体温一定会有明显的下降。果然，患者第二天早上测体温，体温已降到37.7℃。

过去我们认为麻黄是发汗峻剂，生姜、柴胡也能发汗，但此案患者头煎、二煎都未出汗，而头煎、二煎均忘记放生姜，三煎时放了生姜，一小时后则多次大汗。似乎说明本案处方里生姜发汗的效果较之麻黄、柴胡有过之而无不及。这也是值得今后进一步研究的问题。

点睛：小柴胡汤·麻杏石甘汤·气味·熏蒸·生姜

敢于质疑西医专家下的诊断

——被诊断为"胸闷变异性哮喘"医案

S某，女，37岁。2021年9月16日初诊。

主诉：胸闷2月余。

病史：患者幼年有哮喘病史，进入青春期后，哮喘未再发生。6月搬入刚装修好的工作地点，6月底出现鼻塞、打喷嚏、胸闷。自诉装修的气味很明显，多位同事出现不适。患者去中山医院呼吸科就诊，呼出气一氧化氮（FeNO）升高，支气管舒张试验可疑阳性。被诊断为过敏性鼻炎和胸闷变异性哮喘。给与内舒拿（糠酸莫米松鼻喷雾剂）和信必可都保（布地奈德福莫特罗粉吸入剂）治疗，后信必可都保改为启尔畅（吸入用倍氯米松福莫特罗吸入气雾剂），并加用依巴斯汀治疗。用药后，鼻炎症状减轻，但胸闷未见缓解，整天都感觉胸闷。此外，患者6月底还出现头胀头昏，7月初检查发现血压升高达（150～160）/105mmHg，开始服降压药物。服药后，血压有所下降，但未降至正常，且不稳定，并仍经常头胀。人素来容易紧张。目前已辞职。睡眠不佳，胃口、二便尚正常。过去月经正常，7月月经未至，8月那次量多。舌偏紫，右边稍剥，脉涩弦。

处方：盐橘核20g，荔枝核12g，冬瓜子30g，橘络15g，丝瓜络15g，炒瓜蒌皮30g，薤白30g，黄芪60g，升麻9g，柴胡9g，知母9g，桔梗6g。7剂。

2021年9月30日二诊：药后胸闷大减，已停用西药。9月18日来月经，量很少，色淡。舌偏紫，右边有点剥苔，脉弦。

处方：守初诊方，加淮小麦30g，钩藤（后下）15g，7剂。

2021年10月14日三诊：胸闷基本消失了，但自觉胸口有轻微的毛糙感，睡眠好转，头胀大减，比过去血压稳定很多，且都在正常范围。鼻炎的症状也较前轻，目前稍有鼻塞，吹风后会打喷嚏。补诉：近1年肩颈肌肉经常紧张不适。舌偏紫，右边有点剥苔，脉弦。

处方：守二诊方，改橘络20g，丝瓜络30g；加炒蒺藜30g。7剂。

【按语】

患者诉说病情，并告知既往的求医经历。我听着听着，便对呼吸科专家下的"胸闷变异性哮喘"的诊断产生了怀疑，当即提出我的判断。

患者没有典型的哮喘表现，只有胸闷的症状，呼吸科专家根据其幼年有哮喘病史，6月搬入刚装修好的工作地点，6月底出现鼻塞、打喷嚏、胸闷，实验室检查发现FeNO升高，支气管舒张试验可疑阳性，而诊断为"胸闷变异性哮喘"。

"胸闷变异性哮喘"是近年来国内西医提出的新概念。但这一新概念能不能套到这位患者身上，我颇为怀疑。相反，我认为对于这位患者，其"胸闷"是焦虑症的躯体化症状的可能性更大，而哮喘的诊断基本可以排除。

理由很简单。因为"胸闷变异性哮喘"的本质是哮喘，所以患者的胸闷症状应该吸入信必可都保或启尔畅之类糖皮质激素药物抗炎后会缓解，但实际情况是用药后毫无效果。这时自然要想到原先的诊断还合适吗？

从西医角度来说，我对这位患者的发病是这样推测的。患者幼年即有哮喘，虽然青春期后哮喘没有发作，但气道高反应较之正常人其实仍然是存在的，只是没有达到一定的程度，所以没有出现哮喘的症状。但是这时若做一些检查，应该就能发现她会较正常人高一点。而6月进入新装修的工作地点，她的呼吸道肯定会发生过敏反应，气道高反应也会较之前严重，这时到呼吸科就诊，做相关检查，当然会查出一些异常来。这时呼吸科专家根据病史、症状、实验室检查而诊断为"胸闷变异性哮喘"，我认为这样的诊断有一定的合理性，但尚应与焦虑症做鉴别诊断。但是后来，患者用了信必可都保却毫无效果，又换了启尔畅，并加用依巴斯汀治疗，仍毫无效果，这时是不是需要怀疑之前的诊断呢？

因为患者本就有哮喘病史，她其实一直存在气道反应的，后在新装修环境下被激发，这种高反应会更严重一些，这时一些指标被检查出有异常，这不足为奇！关键是，她现在为"胸闷"而来就诊，这个"胸闷"症状究竟是不是哮喘的表现呢？究竟能不能被诊断为"胸闷变异性哮喘"呢？

我认为，当用信必可都保、启尔畅无效后，"胸闷变异性哮喘"的诊断就应被推翻。而且事实上，一开始患者的"胸闷"就应该高度怀疑焦虑症躯体化症状的可能。因为从临床看，很多焦虑症患者都有胸闷的表现，而且这位患者本来就非常容易紧张焦虑，胸闷同时还有头胀等症状，不久就被检查发现血压明显升高。再追问病史，患者5～6月工作非常紧张，压力很大，这些都是支持焦虑症诊断的。

总之，这位患者本有哮喘，后在新装修环境下出现过敏性鼻炎，哮喘宿疾一定程度上被激发，实验室检查有一些异常，但是不是够得上"哮喘"的诊断标准仍要打一个问号，至于"胸闷变异性哮喘"的诊断因为用药无效而可以排除。反过来，正因为用药无效，她的胸闷应该被诊断为焦虑症。另外，还有一个诊断是高血压病，多半为原发性的，是因为情绪、压力而引起，当然需要排除继发性高血压的可能，才能最终诊断。

以上，我用了较大篇幅来讨论一个西医诊断的问题。这是因为我们现代中医看病，与西医一样，都要明确西医的诊断。而明确了西医的诊断，才能了解患者目前状态的来龙去脉，也就是整个病程，特别是预后。当然，有些患者的不适，从西医角度是看不出什么的，这也是很常见的。这是另一种情况，我们可以另外再进行讨论。在明确西医诊断之后，我们接下来按照中医的思路进行诊疗，望闻问切，辨证论治（这里的辨证论治是广义的）。

现在就让我们回到中医的角度来看。患者之胸闷属胸痹，辨证则从气机不畅立论。我常用的橘核、荔枝核、冬瓜子、橘络、丝瓜络升清降浊，调畅气机；瓜蒌薤白白酒汤宽胸理气，升陷汤大补中气，并停用西药。药后胸闷减轻乃至消失。

点睛：西医诊断·临床思维·升陷汤·瓜蒌薤白白酒汤

同一位患者的"同病异治"

——胸痹医案二则

"同病异治"指的是同一种病症或疾病，按不同的辨证论治结果进行差异化的治疗。一般来说，"异治"的自然是不同的患者。但有时，同一位患者同样的病症或疾病，在不同的时期，固然有可能是同样的治疗，却也完全有可能是不一样的治疗。本文讲的就是同一位患者的"同病异治"。

G某，男，57岁。2016年7月6日初诊。

主诉：胸闷、气上冲半年。

病史：患者半年前开始出现胸闷、气上冲的感觉，多发生于劳累后，最近数周则每天都发生，每次持续几秒，伴随心慌。曾至心血管科就诊，检查提示心肌桥，24小时动态心电图示少许早搏。平素乏力，口不干，纳、眠、大便可，有脚癣。面色不华，舌淡红，苔薄白腻，脉弱。

处方：茯苓20g，猪苓20g，泽泻20g，炒白术20g，肉桂（后下）6g，党参30g，丝瓜络30g，橘络9g，瓜蒌皮9g，薤白9g。7剂。

2016年7月13日二诊：胸闷、气上冲近二日未作，但最近这几天纳呆、乏力明显。舌淡红，齿印明显，苔薄白腻，脉弱。

处方：守初诊方。改泽泻15g，炒白术15g；加生晒参粉（早上空腹冲服）6g，生谷芽、生麦芽各 30g。7 剂。

2016 年 7 月 20 日三诊：最近一周胸闷、气上冲未作，但仍纳呆、乏力，说话声音轻。舌淡红，齿印明显，苔薄白，脉弱。

处方：茯苓 20g，猪苓 20g，炒白术 15g，肉桂（后下）5g，党参 60g，丝瓜络 30g，瓜蒌皮 9g，薤白 9g，生晒参粉（早上空腹冲服）6g，黄芪 60g，升麻 9g，柴胡 9g，生麦芽 30g，生谷芽 30g，焦六曲 15g。7 剂。

2016 年 8 月 3 日四诊：胸闷、气上冲再未发生。纳增，但仍乏力，说话声音轻。舌淡红，齿印明显，苔薄白，脉弱。

处方：守三诊方，加乌药 12g，小茴香 3g，7 剂。

2016 年 8 月 30 日五诊：近四五天胸闷又作，一日多次，伴有纳呆、乏力。舌淡红，齿印明显，苔薄白，脉弱。

处方：守四诊方，去茯苓、猪苓、乌药、小茴香、升麻、柴胡，7 剂。

2017 年 5 月 3 日患者再次就诊。

患者去年因"胸闷、气上冲半年"就诊，服中药后胸闷、气上冲已消失。最近 3 天出现胸闷心慌，故来求治。这三天每天均有胸闷心慌，昨天持续时间长，今日稍好，无气上冲感。因工作忙，压力大，长期神疲乏力，最近又百忙中抽出时间锻炼身体，自己怀疑胸闷心慌会不会与此有关。此外，最近大便不爽，日行一次。舌淡红，齿印明显，苔薄白，脉弱扪及早搏。

处方：党参 60g，生晒参粉（早上空腹冲服）6g，炙甘草 15g，生地 45g，麦冬 9g，桂枝 9g，阿胶（烊化）6g，黄酒 30g，大枣 30g，生姜 12g，火麻仁 5g，丝瓜络 30g，薤白 9g。7 剂。

2017 年 5 月 14 日二诊：服药后胸闷心慌好转，停药 3 天，唯刻下半小时心悸较多。舌淡红，齿印明显，苔薄白，脉弱扪及早搏。

处方：守5月3日方，加瓜蒌皮12g，7剂。

2017年5月23日三诊：药后胸闷心慌除，大便通畅。舌淡红，有齿印（但减轻），苔薄白，脉弱。

处方：守5月3日方，加太子参30g，天冬9g，7剂。

2017年6月25日四诊：胸闷心慌未作，仍感乏力。舌淡红，齿印明显，苔薄白，脉弱。

处方：党参60g，生晒参粉（早上空腹冲服）6g，炙甘草6g，生地24g，麦冬9g，生姜12g，大枣30g，太子参30g，炒白术9g，茯苓12g，黄精12g，菟丝子12g。7剂。

患者2018年12月、2019年6月因其他疾病求治，其胸闷心悸再未发生。

【按语】

患者为跨国公司领导，工作繁忙，素来神疲乏力。最近半年出现胸闷、气上冲，根据其口不干、有脚癣、舌苔薄白腻，其病机判为水饮凌心，以五苓散为主方；因乏力、脉弱，加党参益气温阳化饮，同时配合瓜蒌、薤白、丝瓜络、橘络化痰理气以通络宽胸。服药数剂，即取得明显效果。但患者后出现乏力、纳呆，齿印也较前明显，故此后处方增入人参、升陷汤等。尽管患者服药后主症很快消失，但反思当日的诊治，我以为或许单用五苓散即能奏效，加入党参益气也是对的，却不必加用蒌薤二络药组。因就患者脉症而言，气虚而水饮凌心已能完全解释清楚，所以化痰理气其实是画蛇添足的；而且根据患者反馈，用药后主症虽然消失了，但乏力却更明显了。一方面可能是其工作繁忙，太过消耗；另一方面可能是因为理气化痰之品耗气的缘故。当时其实应该削减萎蕹二络，实际却只是增添补气之品，所以患者总体情况虽向好，经治后主症消失，但乏力之症未能改善。

患者8个月后又出现胸闷心慌，因为有之前治疗成功的经历，所以患者及时地找我诊治。根据其临床表现，特别是最近在百忙中还特意抽出时间锻炼身体，这次辨证为气血两虚，予大剂炙甘草汤治疗。用药一周，症状减轻；又服7剂，胸闷心慌再未发生。值得庆幸的是，这次就诊我没有根据前面的成功治疗，想当然地"效则守方"，而是重新思考，重新辨证，最后取得了很好的效果。此可谓一人身上的"同病异治"。但患者的神疲乏力虽经补益气血治疗但效果不佳，应该与其工作过于劳累有关。一方面医者不断地施补，另一方面患者却不断地消耗，"收"未能超过"支"，所以不能奏效，但这也是现代人的通病，有时候医者也无可奈何。

点睛：同病异治·五苓散·炙甘草汤·效却不守方

抓主要矛盾，不断调整，不断纠偏

——郁证医案

H某，男，32岁。2020年9月26日初诊。

病史：2003年患脑膜炎，此后出现乏力、纳呆、头闷而胀、反应迟钝、烦躁。2013年出现流清涕、早泄，开始用中医治疗，自诉医生辨证错误，用了很多清热药。此后出现头痛头胀，颈部疼痛，乏力嗜卧，胸闷气短，呼吸不畅，剑突下不适，腹胀，头热脚冷，纳呆，阳痿，肠鸣，大便偏稀。虽四处求治，但这些症状未能缓解而持续至今，最近半年睡眠不佳。经问诊，知其口不干，喝水少，喝水后很快即解小便。有乙肝大三阳病史，另外耳鸣十几年了。面色晦滞，舌尖红，中有裂纹，舌前半苔少，后半薄黄腻，脉沉弦。

处方：猪苓20g，茯苓20g，白术20，肉桂（后下）6g，泽泻8g，姜半夏9g，陈皮9g，党参30g。14剂。

2020年10月10日二诊：剑突下不适减轻，口较前干，喝水增加，大便成形，头热除。近2周遗精3次。余如前，面色好转。舌尖红，中有裂纹，苔薄白，前有少量剥苔，脉沉弦。

处方：守初诊方，去半夏，陈皮；加瓜蒌皮15g，薤白15g，丝瓜络30g，橘络9g，枳壳9g，桔梗6g。14剂。

2020年10月24日三诊：胸闷好转，腹胀减轻，胃纳已开，大便正常。仍喜深呼吸，白天小便多，胸背部到头部紧（晚上则好转），头晃动时头有点晕，乏力，早上下肢凉。舌尖红，中有裂纹，舌薄白，脉沉弦。

处方：守二诊方，加桂枝6g，葛根30g，14剂。

2020年11月7日四诊：胸部不适及上颚痒感消失，胸闷、腹胀、头痛、头胀减轻，精力好转，但下午3点多感疲劳。舌淡红，中有裂纹，苔薄白，脉沉弦。

处方：守三诊方，改葛根50g；加白蒺藜15g，乌梢蛇6g。7剂。

2020年11月14日五诊：胸胁、颈部较前轻松，头昏头胀减轻，食欲好转，喝水后很快要小便的症状减轻，大便成形，但进食后1小时腹胀。舌脉如前。

处方：守四诊方，去桂枝；加天麻15g。7剂。

2020年11月21日六诊：胸腹胀及堵塞感、头热均好转。舌苔薄白，脉沉弦。

处方：守五诊方，去天麻；加吴茱萸3g，厚朴9g。7剂。

2020年11月28日七诊：诸症好转，特别是胸部堵塞感大减，头痛明显减轻，右胁较前松快。最近有点怕冷。舌苔薄白，脉沉弦。

处方：守六诊方，去厚朴；改葛根60g。14剂。

2020年12月12日八诊：右胸胁部不适减而未已。自诉前一阵感冒，自服葛根汤后自觉上半身轻松，呼吸顺畅。舌苔薄白，脉沉弦。

处方：猪苓20g，茯苓20g，白术20，肉桂（后下）6g，泽泻8g，党参30g，瓜蒌皮15g，薤白15g，橘络9g，枳壳9g，桔梗6g，葛根60g，麻黄3g，桂枝6g，白芍6g，生姜15g，大枣15g，吴茱萸3g。7剂。

2020 年 12 月 19 日九诊：心情好转，头部怕风，舌苔薄白，脉沉减轻。

处方：守八诊方，去泽泻；加黄芪 30g。7 剂。

2020 年 12 月 26 日十诊：胸闷明显缓解，头部怕风减轻，眠浅多梦，舌苔薄白，脉沉减轻。

处方：守九诊方，加淮小麦 30g，7 剂。

2021 年 1 月 9 日十一诊：上症均明显减轻。自诉本来多思多虑，现在也有好转。元旦时感冒，但很快好转。舌苔薄白，脉沉减轻。

处方：守十诊方，改黄芪 60g，14 剂。

2021 年 1 月 23 日十二诊：睡眠好转，舌苔薄白，脉沉减轻。

处方：守十一诊方，去淮小麦；加蛤蚧 2g，狗脊 12g。14 剂。

2021 年 2 月 6 日十三诊：精力好多了，但头容易胀，影响工作，睡眠不佳，2 周内遗精 2 次。舌苔薄白，质偏红，脉沉减轻。

处方：守十二诊方，去蛤蚧、狗脊；加柴胡 9g，淮小麦 30g，柏子仁 30g。14 剂。

2021 年 2 月 20 日十四诊：最近头胀痛，近 3 天失眠，余症尚安。舌苔薄白，质偏红，脉弦。

处方：黄连 9g，黄芩 9g，白芍 9g，阿胶（烊）7g，鸡子黄 1 枚，冬瓜子 30g，石决明 30g，龙齿 30g。7 剂。

2021 年 2 月 27 日十五诊：头胀痛、睡眠好转，心较平静，昨晚稍觉脚心热，舌苔薄白，质偏红，脉弦。

处方：守十四诊方，改冬瓜子 40g；加葎草 20g。7 剂。

2021 年 3 月 20 日十六诊：偶感头胀，大便有时费力，舌苔薄白，质偏红，脉弦。

处方：守十五诊方，去葎草；加橘核 15g，荔枝核 9g。14 剂。

2021年4月3日十七诊：经治来不知不觉中很多症状都明显好转，甚至消失了，唯阳痿未愈。目前偶有头胀，有时因为声音嘈杂而烦躁，大便有时有点费力。舌苔薄白，偏红，脉弦。

处方：守十六诊方，改橘核30g；加肉桂（后下）2g，麻黄1g，葛根15g。14剂。

【按语】

患者上中学时患脑膜炎，此后就出现了一系列症状。2013年服中药后，自觉病反加重，便四处求医，但屡治无效。经我治疗六月余，共十七诊，基本恢复了健康。现回顾这六个多月的治疗，大致可分为三个阶段。

第一阶段，是初诊到七诊。患者症状繁多，需要抓主症。其症见口不干，喝水少，喝水后很快即解小便，肠鸣，大便偏稀；其舌中有裂纹，舌前半苔少，后半薄黄腻；其脉沉弦，都是水饮的表现。其舌苔的表现为水壅津亏，所以以五苓散为主，加党参、半夏、陈皮健脾化痰理气。二诊因舌有少量剥苔，而去半夏、陈皮，另增瓜蒌、薤白、丝瓜络等宽胸理气之品。三诊又增入桂枝、葛根。患者第一次复诊时，就诉病症有所减轻，四诊时症状减轻最为明显。此后以此为主，稍事加减，病情日见好转。

第二阶段，是八诊到十三诊。八诊时患者诉感冒时自服葛根汤，感觉非常舒服。我常说要向患者学习，患者这句话就给了我极大启发。首先，患者脉象一直较沉，此为邪郁于里，是应该考虑用升清举陷的方法。第二，其实之前第三诊，我就曾加用了桂枝、葛根，而且四诊时患者病情改善较为明显，这离葛根汤的距离其实不大。根据这两点，八诊时对处方做了比较大的调整，主要是增入了葛根汤，方中用了小剂量的麻黄。药后心情好转，脉沉也渐起。九诊时加入黄芪,十一诊又加大了黄芪剂量,在升清举陷上也起到了很好作用。这里插一句,本案初诊为何不用黄芪?是因上热,故不敢妄用升阳举陷之法。而随着病情好转,症状在改变,舌象也在改变,病机也在发生变化,故在后续治疗中引入升清举陷法,包括黄芪也逐渐加入。至于十二诊时加入了蛤蚧、狗脊,病史中没有相应的症状描述,现在回想可能是患者希望能加一些药物治疗他的阳痿。这一阶段的治疗,患者病情进一步改善,特别是情绪与精力。但是过犹不及,在这一阶段的尾声,可能升得有点过,表现出头容易胀,舌质有点偏红,脉沉已经不明显了。当然,这是调理过程中容易出现的情况,因为很多疑难病症的患者都是复杂的,多病机纠缠在一起,而治疗不可能是齐头并进、整齐划一的,所以治疗需要根据病机的演变而随时调整。

第三阶段,是十四诊到十七诊。十四诊是一个新的调整,改用黄连阿胶汤加清热平肝法。药后病情又获好转,最终得到康复。最后一次处方,是为了防止新的偏的形成,而主动增入葛根汤的主药。

点睛:水壅津亏·五苓散·升阳举陷·葛根汤·升陷汤·黄连阿胶汤

错综局面的分方试进

——痴呆嗜卧医案

H某，男，68岁。2021年1月24日初诊。

女儿代诉：乏力嗜睡、畏寒肢冷2个多月。

病史：患者素来暴躁易怒，不管是对家里人，还是对公司里的同事、下属。十几年前患2型糖尿病、高血压病，不听医嘱，排斥看病，用药不规律，且常吃甜食。近一年来记忆力、行为能力下降，比如不会用钥匙开锁。2020年11月某日突然摔倒后，在某著名三甲医院诊治，发现颅内血肿而行引流术等治疗。此后出现乏力嗜睡，畏寒肢冷。患者过去在夏天比常人怕热，但出汗正常，冬天没有明显的怕冷。胃纳、睡眠可，大便2日一行，溏薄，无口苦。舌苔黄厚腻（患者女儿说，他的舌苔长期如此黄厚腻），脉弦。

处方一：生麻黄2g，制附子2g，细辛2g，7剂，上午服用。如出现上火症状，须临时停药。

处方二：生地榆12g，生槐米12g，木香9g，枳壳9g，滑石9g，延胡索3g，桃仁12g，桑白皮9g，黄芩9g，前胡3g，7剂，下午、晚上服用。

2021年1月31日二诊：服药3天后脚冷减轻，6天后手冷也减轻了，乏力嗜睡好转。舌苔薄黄腻，脉弦。

处方一：守初诊方一，7剂，上午服用。如出现上火症状，须临时停药。

处方二：守初诊方二，改滑石 12g；加黄连 6g，姜半夏 9g。7剂。下午、晚上服用。

2021 年 2 月 21 日三诊：药后畏寒肢冷已除，精力恢复了。本来经常躺在床上，现在经常出门闲逛。大便 2 天一次，偏干。2 月初，本来预约了来就诊，因为和家里人闹脾气而没来复诊。舌苔薄黄腻，脉弦。

处方：守 1 月 31 日第二方，改黄连 12g；加冬瓜子 30g，冬瓜皮 30g。7 剂。

【按语】

患者由女儿陪同前来就诊。女儿从自己小时候对父亲的感受说起，滔滔不绝，一路说到现在。不能不承认女儿是孝顺的，但是遇到脾气那么暴躁、不肯听劝的父亲，难免委屈、不平。患者目前当然是少阴病"但欲寐"的表现，但是患者体质的根本还是肝火内炽，这种错综复杂局面如何用药，确实有点两难。如果用麻黄附子细辛之类药方，会不会加重其肝火？如果着重清肝泻火，又会不会导致更加嗜睡？有点棘手。

遇到这种情况，前人经常是一帖药一帖药开，这样可以视患者实际情况而随时调整处方。但现代社会一般做不到这样，患者及家属的时间、精力和金钱成本都不支持这样的医疗方式。通常一周来复诊一次尚能做到，但还有不少患者希望两周来复诊一次。当然这需要根据病情来决定。

对于本案患者，我是这样处理的。

首先，开两张处方。第一张处方是麻黄附子细辛汤，第二张处方是槐角地榆汤。前者温阳升清，后者清利湿热，暂不理会其肝火。因为分开两张处方，这样假定遇到什么病情变化，医者和患者就能比较方便地去处理和调整。

其次，对于麻黄附子细辛汤，则注意这样三点。第一，剂量用得小一点，生麻黄、制附子、细辛三味药都只用2g。第二，麻黄附子细辛汤在上午服，顺天时，助升发；反过来，就是不在晚上服，该沉降时还得沉降。第三，叮嘱患者女儿，如果患者有上火的表现，就暂时停下来，观察一下后面的反应。如能做到这三点，我想就会是安全的。

最后，用槐角地榆汤的目的是清利湿热，湿热清，浊气降，则清气上升，精神焕发，此方下午晚上服。肝火旺的问题可暂不处理。

患者服药三天，症情就有改善。用药2周，畏寒肢冷消除，精力恢复。奈何其本来肝火内炽，原来面目复常，依从性就大打折扣了。

至于槐角地榆汤的方源、方义、运用，详见本书下篇，我有专文讨论。

点睛：分方试进·麻黄附子细辛汤·槐角地榆汤

治腹泻的方竟也能治小便异常

——淋证医案三则

《半日临证半日读书二集》里有一篇《从那时起摸一摸患者的手，成为我临证的一个常规动作——淋证医案》，介绍了我实践中摸索出来的两点经验。第一，手足心出汗是因为肝郁；第二，治疗腹泻的痛泻要方可以治疗气淋。下面将再分享三则医案，均以痛泻要方为主治疗淋证。第一案之患者，年仅 15 岁，却尿急、尿憋不住已长达十几年，我用痛泻要方合甘麦大枣汤治疗取得佳效。其他两案，均为尿路感染且经过抗生素治疗，一案尿常规虽已正常而症状仍在，另一案经抗生素治疗后尿常规仍不正常，以痛泻要方合其他方剂治愈。

医案 1

Z 某，女，15 岁。2021 年 7 月 8 日初诊。

主诉：尿急、尿憋不住 10 余年。

病史：患者从幼儿园开始即尿急，甚至小便憋不住而漏出，今年病情加重，1 天换 2～3 次内裤。2 月开始看中医，不料病情未改善，反而出现夜尿 2 次（凌晨 2 点、4 点）。有过敏性鼻炎多年，每天都要打喷嚏、流鼻涕，冷空调里鼻痒喷嚏加重。容易紧张，5 月时比较焦虑，最近还好。冬天手脚冰冷，有手汗、脚汗，刻下无。纳可，二便调。前胸后背、脸部长痘，但不是很严重。头发油，头发稀疏，两天洗头 1 次。2017 年（11 岁）初潮，2 年前开始痛经，月经周期一般 31 ～ 35 天，近来月经周期 42 ～ 44 天。末次月经：6 月中旬（具体时间不记得了）。有黑眼圈，舌红有点刺，脉沉弦。

处方：防风 9g，生白芍 15g，炒白术 9g，陈皮 9g，淮小麦 60g，大枣 9g，甘草 6g。7 剂。

2021 年 7 月 15 日二诊：服药 3 天后，小便能憋得住了，未再尿内裤上，但夜尿 2 ～ 3 次。鼻痒喷嚏减轻。有黑眼圈，舌红有点刺，脉沉弦。

处方一：守初诊方，加茵陈 9g，蚕茧 9g，7 剂。

处方二：当归 50g，生侧柏叶 50g，每两日洗头 1 次，4 剂。

2021 年 7 月 22 日三诊：小便能憋得住了，白天更好些，晚上差一些，但至少不至于尿内裤上。夜尿 1 ～ 2 次，但 7 月 15 日、20 日夜间各遗尿一次。鼻痒、喷嚏减轻。月经延期未至。有黑眼圈，舌红有点刺，脉沉弦。

处方一：守二诊方一，加桑螵蛸 30g，7 剂。

处方二：守二诊方二，外洗，3 剂。

2021 年 7 月 29 日四诊：小便能憋得住了，较前又有进步（能憋 15 分钟）。夜尿 1 ～ 2 次，无遗尿。7 月 25 日来月经，第一天小腹疼痛。头发油腻减轻。有黑眼圈，舌红有点刺，脉沉弦。

处方一：守三诊方一，加女贞子 9g，墨旱莲 15g，7 剂。

处方二：守三诊方二，外洗，4 剂。

2021 年 8 月 5 日五诊：小便能憋得住了，夜尿 0 ～ 1 次。（后略）

【按语】

患者妈妈说，她接女儿放学回家，女儿在电梯里小便就快憋不住了，只能蹲下来，因为蹲下来她感觉好受一点，这时也顾不得电梯里是不是还有其他人了，到了家赶紧上厕所，但还是会有些尿在裤子上。服药3天后，这种情况就明显好转了，至少不会再蹲下来，也没有尿在内裤上了。本案初诊所用方药一眼望去，没有一味是清热通淋的，也没有一味是补肾固涩的，仅仅7味药，平平淡淡，却何以收此捷效？

原来，本案关键在于认清病源，首先在肝。此尿急、尿憋不住，与痛泻类似，且患者容易紧张，前两个月比较焦虑，冬天手脚冰冷，有手汗脚汗，均为肝失条达之症。故用痛泻要方合甘麦大枣汤柔肝缓急。众所周知，痛泻要方是明代刘草窗所创方，原治疗痛泻；甘麦大枣汤是《金匮要略》方，原治疗脏躁。我将两首古方借用过来，治疗气淋，因病机一致，故属异病同治，于是3剂药见效。又，本案病机其次在肾，如患者见明显的黑眼圈，故二诊加用蚕茧，三诊加用桑螵蛸，疗效进一步提高，且夜尿渐除。共用药数周而基本痊愈。

医案 2

L某，女，56岁。2021年7月23日初诊。

主诉：小腹坠胀、小便不利1个月。

病史：最近1个月来，经常小腹坠胀，欲小便而解不出，不爽气。化验发现尿白细胞升高（具体不详），予抗感染治疗后未见好转，复查尿白细胞（+++）。素来容易紧张，近来较过去感到疲劳，睡觉时有时左手麻木。最近半年左后背疼痛。既往体检发现肾结晶。舌紫而胖，边有齿印，苔薄白腻，脉弱。

处方：炒白术 9g，生白芍 15g，防风 9g，陈皮 9g，乌药 12g，小茴香 3g，猪苓 20g，茯苓 20g，泽泻 9g，桂枝 6g，炒苍术 9g，制半夏 12g，车前子（包煎）15g。7 剂。

2021 年 8 月 5 日二诊：服药 3 剂后，小腹坠胀减轻，小便爽气了。舌紫而胖，边有齿印，苔薄白腻，脉弱。

处方：守初诊方，改炒苍术 15g；加萹蓄 15g，瞿麦 15g。7 剂。

2021 年 8 月 20 日三诊（网诊）：小腹坠胀基本消失，现在主要是劳累后才有感觉，还伴有一点腰酸。小便也基本正常，但有点热感。口不干。舌苔薄白稍黄腻。

处方：防风 9g，炒白术 9g，炒白芍 9g，陈皮 9g，乌药 9g，小茴香 3g，橘核 9g，荔枝核 9g，冬瓜子 30g，橘络 9g，竹叶 9g，连翘 9g，萹蓄 15g，瞿麦 15g，茯苓 15g，猪苓 15g，桂枝 3g。7 剂。

【按语】

淋有多种，本案患者虽属尿路感染，化验尿白细胞（+++），但辨证不属热淋，而属气淋。故借用治痛泻之痛泻要方治其气机不畅，合五苓散加乌药、小茴香助其气化而利小便，服药 3 剂即效。

医案 3

H 某，女，37 岁。2021 年 9 月 23 日初诊。

主诉：尿频、尿急、尿憋不住 1 个多月。

病史：既往多次尿路感染。1 个多月前，又出现尿频、尿急、腰酸、小便憋不住等情况，到某三甲医院就诊。尿常规显示尿路感染复发，但程度较轻，给与口服抗生素治疗。然症状没有缓解，后又予抗生素静脉滴注治疗数日，尿常规正常了，但症状依然。刻下：尿频，尿急，尿憋不住（不仅小便急的时候憋不住，走走路也会有小便出来），小便时有尿等待现象，腰酸，小腹稍有疼痛。舌胖而边有齿印，苔薄白腻，脉沉弦。

处方：陈皮9g，炒白术9g，炒白芍30g，防风9g，柴胡15g，炒枳壳12g，甘草12g，炒桑螵蛸30g，车前子（包煎）15g，金樱子30g，制半夏15g，茯苓15g。7剂。

2021年9月30日二诊：小便憋不住的情况大减，尿急、小腹疼痛感减轻，仍有尿频、尿等待、腰酸。近2天夜尿1次。舌胖而边有齿印，苔薄白腻，脉沉弦。

处方：守初诊方，改炒白术20g，茯苓20g；加肉桂（后下）6g，炒海螵蛸30g，猪苓20g，泽泻9g。7剂。

2021年10月7日三诊：小便憋不住的情况和尿急、小腹疼痛消失，尿频、尿等待、腰酸大减。舌胖而边有齿印，苔薄白，脉沉弦。

处方：守二诊方，改制半夏12g；加当30g，黄芪30g。14剂。

【按语】

本案的诊治有两个要点。第一，是尿频尿急，类似痛泻，故用痛泻要方合四逆散疏肝理气而缓急。第二，患者既有小便憋不住，又有尿等待，故既用桑螵蛸、金樱子之类补肾固涩之品，又用车前子、茯苓等利尿通淋药物，相反相成。特别是在二诊，加用了五苓散和海螵蛸，其用意是一样的，一方面通利，一方面固涩，最终取得了很好效果。

点睛：方剂新用·痛泻要方·甘麦大枣汤·五苓散

方证合拍，原方取捷效

——尿频医案三则

上一篇文章介绍了 3 例淋证医案，均用痛泻要方奏效。这里依然分享淋证治验，一方面可视作同病异治，可以丰富读者的思路；另一方面，本篇的案例都用原方，没有加减，只有合方，表明只要方证合拍，经典古方多有良效，可以增强读者用古方的信心。

医案 1

Z 某，女，26 岁。2019 年 12 月 29 日初诊。

主诉：尿频尿急 8 年。

病史：患者 8 年前开始出现尿频，外院尿常规检查未见明显异常。每日喝水 400～800mL，但小便 8 次。若喝点水或吃一个苹果，十几分钟就要去小便，有点急迫。平素怕冷，精力可，出汗很少，纳可，眠安。黑眼圈明显，舌红，脉弱。

处方：熟地黄 12g，山药 12g，山茱萸 12g，泽泻 9g，丹皮 9g，茯苓 9g，制附子 3g，肉桂（后下）3g，7 剂。

2020 年 8 月 19 日，患者因其他疾病来门诊求治，告知药后小便恢复正常。

医案 2

Z 某，女，37 岁。2021 年 3 月 17 日初诊。

主诉：尿频近1个月。

病史：患者今年1月26日患急性尿路感染，在外院诊治后获愈。但2月22日，患者又出现尿频，白天尿7～8次，夜尿1～3次，检查尿常规未见异常。患者口不甚干，一天喝水量约800mL。平素神疲乏力，腰酸（雨天尤甚），冬天在空调房会觉得胸闷，要深呼吸，畏寒，手足冷，入睡时觉得很冷，多梦。去年3月人流后出现盗汗（几乎每晚都有），影响睡眠，容易脸肿，经常发荨麻疹，纳可，大便日行1次，有解不净的感觉。月经周期25天，经期7天，量中，血块少，色鲜红；经前三天头痛头晕，吹了风更难受。末次月经3月14日，目前在服短效避孕药。儿时曾行脾切除术。面色晦暗，有黑眼圈，唇紫，舌偏紫，舌边有齿印，脉弱。

处方：生晒参粉（早上空腹冲服）6g，黄芪60g，陈皮6g，当归9g，升麻9g，柴胡9g，知母9g，桔梗9g，炒白术9g，炙甘草6g，7剂。

2021年3月24日二诊：服药3天后，患者白天小便5次，夜尿已除，盗汗最近一周就发生了2～3次，精力明显好转，腰酸除，畏寒大减。最近也有点发荨麻疹，但不甚严重。面色、唇紫好转，舌偏紫、边有齿印，脉弱。

处方：守初诊方，加冬瓜皮40g，冬瓜子30g，7剂。

药后脸肿、荨麻疹都消失了。

医案3

X某，女，34岁。2021年4月21日初诊。

主诉：夜尿频仍1年。

病史：患者1年前因憋尿而出现夜尿频仍，每晚二三次，小便急迫。患者白天假定喝水多也会尿频尿急，比如喝500mL水，很快要尿三四次，且小便急迫，故白天虽然感觉有口干但也不敢多喝水，一天的实际喝水总量是 600mL，白天小便四五次。素来睡眠不佳，乏力，早上送完小孩又要睡到中午，容易紧张和烦躁，性急易怒，怕冷（脚特别明显，而手不冷），容易感冒，脚容易出汗蜕皮，纳可，大便正常。曾患斑秃 3 次。近 2 年来月经量少，月经周期 25 天，经期 6 天。前 3 天量不多，后 3 天更少，仅点滴而已，呈褐色，白带正常。有眼袋，舌淡红，脉弦。

处方：猪苓 20g，茯苓 20g，炒白术 20g，泽泻 9g，桂枝 6g，柴胡 9g，生白芍 9g，炒枳实 6g，炙甘草 6g，7 剂。

2021 年 4 月 28 日二诊：服药 1 剂，夜尿即除，睡眠很好。舌淡红，脉弦。

处方：守初诊方，加淮小麦 30g，党参 15g，7 剂。

【按语】

同为尿频，三位患者具体辨证各不相同。遵循辨证结果，选用相应的方剂，未加对症或辨病治疗的药物，用原方即获捷效。足见辨证的重要，亦可见医者对经典名方的信心。

医案 1：患者的主要表现是尿频尿急，曾查尿常规排除尿路感染。患者口不干，一天喝水量是很少的，但小便次数却很多，而且喝了没多少水很快就要去小便。结合其畏寒、出汗很少、脉弱与明显的黑眼圈而判为肾阳虚弱，予肾气丸原方，病即告愈。

医案 2：患者一天的喝水量不过 800mL 左右，白天小便次数却有 7～8 次，夜尿 1～3 次，但尿常规检查则未见异常，这是其主诉。根据患者神疲乏力、容易胸闷要深呼吸、畏寒、经常发荨麻疹及盗汗，并结合"中气不足，溲变为之变"的理论，辨证为气阳不足，中气下陷，予补中益气汤合升陷汤原方治疗，服药 3 剂即愈。而且患者缠绵一年之盗汗也明显改善，这足以说明盗汗不尽属阴虚，也可能是气虚或阳虚。

至于医案3：已经尿频了，我却用"利尿剂"治疗，该如何来理解？"通因通用"，是一种理解方式。它说的是，小便虽频仍，但小便不爽、不利、不畅，这时要抓住实质，利其小便，小便顺畅了，则尿频可解。但本案用五苓散治疗却并不适合用"通因通用"来解释。五苓散方药的实质是模拟人体津液代谢的过程，重新启动其功能。即用桂枝（或肉桂）开肺、温肾，白术、茯苓、猪苓健脾化饮，泽泻导小便下行。所以不管是小便少还是多，都适合用五苓散。另一方面，患者小便急迫，结合其容易紧张和烦躁、性急易怒，说明她肝失疏泄，当用四逆散柔肝缓急，故取五苓散、四逆散原方合用。结果服药1剂，夜尿即除，奏效甚捷。

点睛：原方·肾气丸·升陷汤·补中益气汤·五苓散·四逆散

猪苓汤能与五苓散合方应用吗

——胃脘痛反酸医案与麻木医案各一则

猪苓汤育阴利水，五苓散温化水饮。照理说这两张方子是对待之方，似乎没有两者合方使用的场景。

其实不然！

举个类似的例子。在阴虚、阳虚方面，不是既存在阴虚患者，又存在阳虚患者，也存在阴阳两虚的病患吗？

同样，我们在临床上的的确确常常见到阳气不足，气化不利，水饮内停的患者，他们适合用五苓散（关于五苓散的应用我有一些独到经验，曾在讲座中披露，后收入《半日临证半日读书二集》中）；尔后我也"发现"了与之相对待的阴虚水饮病例，请注意我用"发现"二字，因为这些患者本来就是存在的，当你"不知道"的时候，患者在你面前你也"发现"不了，而一旦豁然开朗，你会"发现"原来就是他呀。也就是说，继会用五苓散后，我能识别猪苓汤证，会应用猪苓汤了；再之后，我临证时观察到有的水饮患者，既像五苓散证，又像猪苓汤证，但好像又不是五苓散证，也不是猪苓汤证，这时候我想这样的患者是不是应该属于阴阳两虚而气化不利、水饮内停呢，是不是应该五苓散与猪苓汤合方治疗呢？这几年曾有这样的尝试，下面的案例是比较成功的治验。

医案 1

X 某，女，70 岁。2021 年 12 月 12 日初诊。

主诉：胃脘疼痛及反酸 30 余年。

病史：患者平素经常胃脘痛，有时是空腹，有时是进食后，呈钝痛，并经常反酸，胃镜提示慢性胃炎、食管炎。平时心情、精力尚可，睡眠不佳，口黏。过去怕冷，现在不怕冷，早上醒来感觉热了出汗，夏天动则出汗。过去一直大便溏薄，近两天成形了。白天口不干，喝水很少，只喝 2 杯水，但夜间却口干，白天小便 6～8 次，喝水后很快就要小便，但小便不畅，夜尿 2～3 次，这种情况已经 5 年了。此外，有荨麻疹病史，有时天天发，有时几天或一个月才发，但都发生在晚上，皮疹位于腰、臀。有桥本甲状腺炎病史，服用优甲乐，目前甲状腺功能正常；有高血压病史。舌苔薄白稍腻，舌边有齿印，脉沉弦。

处方：猪苓 15g，茯苓 15g，泽泻 8g，桂枝 3g，炒白术 15g，滑石（包煎）15g，阿胶（烊化）6g。7 剂。

2021 年 12 月 19 日二诊：服药 2 剂，胃脘痛即除，近一周只反酸过 1 次，早上醒来感觉热了出汗减轻，夜尿 2 次，余如前。舌苔薄白稍腻，舌边有齿印，脉沉弦。

处方：守初诊方，改桂枝 4g，阿胶（烊化）7g；加姜半夏 9g，陈皮 9g。7 剂。

2022 年 1 月 16 日三诊：上方只服了 1 剂，便感冒咳嗽，在外院就诊，予抗生素治疗 1 周方愈，又出现胃脘痛、饭后腹胀、反酸，且荨麻疹发作很多次。继续服二诊处方，胃脘痛、反酸、荨麻疹、早上醒来感觉热了出汗迅即消失，胃胀减轻，夜尿 2 次。舌苔薄白稍腻，舌边有齿印，脉沉弦。

处方：守二诊方，改姜半夏 15g；加佛手 9g，香橼 9g，木香

9g。7 剂。

2022 年 1 月 23 日四诊：药后胃胀除，小便比过去通畅，喝水后不会马上要小便了，大便偏干，最近难入睡。舌苔薄白稍腻，边有齿印，脉沉弦。

处方：茯苓 9g，姜半夏 9g，陈皮 6g，佛手 6g，香橼 6g，木香 6g，蒲公英 9g，柏子仁 15g，炒酸枣仁 15g。7 剂。

【按语】

本案患者过去一直怕冷，便溏，这是阳虚表现；但现在她不怕冷了，大便就在最近两天成形了，而且早上醒来感觉热了出汗，患者似乎转向阴虚了。你说她现在还是阳虚，这自然不能成立；但你若说她现在就是阴虚，似乎也不能这么斩钉截铁地说。因为阴阳消长，人体在动态变化中，患者此时可能处于阳虚向阴虚转化而阴阳俱有亏损的状态。所以我用五苓散合猪苓汤，而桂枝、阿胶剂量都不大，药后取得了明显效果。

最近一位患者隔了半年来复诊，我发现在她初诊时我曾有这样的用法：猪苓汤加桂枝。这样的用法，与两方合方，仅差白术一味，因此这也可以被认为是猪苓汤与五苓散的合方。请看下面的医案。

医案 2

G 某，女，50 岁。2021 年 7 月 31 日初诊。

主诉：舌麻木而紧 2 年。

病史：患者 2 年前出现舌麻木而紧，后发展到口唇、下颌，乃至整个面部、全身都有麻木感，症状时轻时重。平素乏力心慌，容易生气，眠差，胃痞，眼花，手肿胀，口不干，亦不苦，大便无力。夏天手脚心燥热。今年绝经。白发多，舌偏红，边有齿印，脉弱。

处方：猪苓 20g，茯苓 20g，泽泻 9g，滑石 20g，阿胶（烊化）6g，桂枝 3g。7 剂。

2022 年 1 月 22 日，患者因他病就诊，诉服上药后麻木感即愈。

【按语】

本案突出表现为麻木，起始于舌，后遍及全身，仔细推敲患者其他见症，可发现大多数均与水饮相关。再进一步分析，属猪苓汤证，故用猪苓汤原方，同时加桂枝而助气化，两年之病一诊而安。

又按，相较五苓散而言，后世医家对猪苓汤应用得不多。我最近几年则颇多领悟，治验不少。此案则以猪苓汤加桂枝而助气化，这样的用法是不是能成为一种常态，还有待进一步研究。

点睛：五苓散·猪苓汤·对待之方·合方

"学然后知不足"

——胃痞医案一则、小儿厌食医案二则

医案 1

Y 某，男，23 岁。2020 年 5 月 17 日初诊。

主诉：胃脘不适伴纳呆加重 1 个月。

病史：患者读初中时就经常胃脘不适，高中时尤严重，读大学后好转，但始终未愈。近 1 个月来，患者胃脘不适加重，有饱胀感，纳呆，早上更明显，早饭吃得很慢。平时容易紧张，经常痛泻，清嗓子，肩部不适，睡眠安，小便正常。眼睛突，舌胖而质偏红，有点刺，舌边有齿印，脉弦。

处方：北沙参 5g，麦冬 5g，当归 5g，生地黄 5g，枸杞 5g，柴胡 4g，生麦芽 5g，生谷芽 5g。7 剂。

并建议检查甲状腺功能。

2020 年 5 月 27 日二诊：服药 3～4 剂后，胃脘不适即除，纳开，清嗓子消失，痛泻未再发生。甲状腺功能检查未见异常。舌胖而边有齿印，质淡红，脉弦。

处方：守初诊方，加柏子仁 5g，酸枣仁 5g，7 剂。

医案 2

Z 某，男，11 岁。2022 年 1 月 2 日初诊。

家长代诉：厌食 1 年。

病史：患儿近 1 年来纳呆厌食，吃饭很慢，且饭后胃胀，消瘦，早醒，容易不开心、生气，有时要深呼吸，有口臭，大便日行 1 次、成形。素来怕热，衣服穿得很少。手心发黄，舌淡红，脉偏弱。

处方：北沙参 5g，麦冬 5g，当归 5g，生地黄 5g，生麦芽 9g，升麻 5g，柴胡 5g，醋五味子 5g，知母 5g，桔梗 5g。7 剂。

2022 年 1 月 9 日二诊：服药 2 剂，胃口即开，进食明显增多，且胃不胀。最近心情较好，没有发过脾气。但仍早醒，怕热。手心发黄，舌淡红，脉偏弱。

处方：守初诊方，加炒酸枣仁 12g，柏子仁 12g，7 剂。

医案 3

L 某，女，5 岁。2022 年 10 月 7 日初诊。

家长代诉：从小厌食。

病史：从小厌食、纳呆、进食很慢，大便每天 1 次、偏干，睡眠尚可，但入睡后出汗很多，白天也容易出汗。精力旺盛。面色萎黄，舌红，脉偏滑。

处方：北沙参 3g，麦冬 3g，生地 3g，当归 3g，生麦芽 3g，14 剂。

2022 年 10 月 22 日二诊：胃口好转。舌红，脉偏滑。

处方：守初诊方，加石斛 2g，14 剂。

2022 年 11 月 5 日三诊：胃口已经正常了，大便先硬后软，入睡后出汗大减。面色好转，舌红，脉偏滑。

处方：守二诊方，加蒲公英 3g，14 剂。

药后诸症均安。

【按语】

尽管大学时代课本（比如《中医内科学》《中医各家学说》教材）里就有养胃阴学说，可是在临床上胃阴虚的患者确实不多见。即便见到了，这些养阴药我还真不敢用，因为怕滋腻碍胃。后来陶御风老师邀请我参加《丽一选方治验实录》一书的编写工作，当时他跟我说起对一贯煎的认识，使我对一贯煎、益胃汤之类的养阴方剂产生了兴趣，并在临床上实践，发现这类方剂用得好，也有很好的效果。譬如我家一位亲戚，这位老太太已年近九旬，胃脘不适，毫无食欲，舌红少津，用小剂量一贯煎，仅二三天就获显效。正因为是自家亲戚，当时偷懒，没有正儿八经把医案记录下来，现在只能说一个大概了。

后读湖南名老中医胡天雄先生的著述，其中一篇医话《学然后知不足》，文章不长，引录如下：

学随年进，识以见广。余于40岁以后，始信有柔肝养胃法，所谓"学然后知不足"。往岁治脘腹痛，心下突起，如有头足，疼痛不可触近者，习用大建中汤，有覆杯痛止之效。其症且见面色发红，唇亦干红，惟脉缓细可辨。因病以温药见效，仲景又有"心胸间大寒痛"之语，故以中气虚寒，阳明浮热释之。前年治一脘痛老年妇人，心下突起不可触近如大建中证，投大建中汤，痛益剧。细辨之，则患者口燥咽干，大便干燥难解，脉细弦，皆非大建中证所有。同一脘痛、心下突起不可触近，而前者为阳虚证，后者为阴虚证。现象同而本质异也。乃改用一贯煎合叶氏养胃方加减进之，一以柔养肝阴，一以濡和胃土，痛遂平。嗟夫！昔见王孟英诋东垣清暑益气汤，因不敢用，及至30岁以后，始知夏季清暑益气证甚多；见黄玉楸倡暖水燥土之说，遂偏于温燥，至40岁以后，始知现今阴虚证甚多。迄年以来，年事日增，识见亦广，昔日之多所不知者，今日临床上且往往而有。乃知前此诸贤，其倡之者，皆其所长；其诋之者，多其所不知。后进者，求其所长而遗其所不知，则得之矣。亦见学未深造，而轻议前人，非但自误，抑且误人也。其无知妄作，本非实学，或蓄意攻讦，意在自炫者，又等而下之，不在此例。（《中国百年百名中医临床家丛书·胡天雄》）

这段夫子自道，于我心有戚戚焉。换成我的话，我觉得可以归纳为这样两点，希望后来者记取。第一，要做一个杂家，兼收并蓄，善于学习各家之长。第二，要虚心，不要先入为主，心存偏见。

回到医案1：患者病程很长，看过很多中医，始终未能痊愈，所以初诊时自诉并不想来看病，但妈妈坚持要他来找我诊治，故勉强地来求治。患者容易紧张，经常痛泻，胃脘不适，舌质偏红，有点刺，脉弦。属肝阴不足，肝气不疏，脾胃失养。用小剂量一贯煎治疗，仅服药三四剂，病即霍然。一贯煎用川楝子，而不用柴胡，但现代研究发现川楝子有肝毒性，所以我最近几年常舍川楝子而用柴胡。而且，一贯煎诸药的剂量不必大，常只用小剂量而取得捷效。

再看医案2：小儿厌食，结合其容易不开心、生气，有时要深呼吸、怕热。知其病在肝脾，肝阴不足，肝气不舒，脾失健运，升降失司，故以一贯煎为主化裁。以一贯煎，去川楝子，合升陷汤去黄芪，加生麦芽，升发肝气；再加一味五味子以敛之，升降相因，故奏捷效。一贯煎用小剂量即有良效，本案又其例也。

医案3之患儿：从小即厌食，一副面黄肌瘦的样子。因其舌红、多汗、便干，予养阴润燥，取一贯煎去枸杞、川楝子，加麦芽，一共5味药，每味药不过3g，便取得满意疗效。

点睛：一贯煎·小剂量·胡天雄

四两拨千斤，属变中之变

——小剂量散剂治胁痛医案

余每览名家诊籍，常叹服医者胆识。危急关头以峻猛重剂力挽狂澜，确乎为普通医家所不敢为。如以普通药物、普通剂量为常法，这当然属于变法。然变中亦有常与变。峻猛重剂之用，可谓变中之常；而轻剂治难病，起大症，则谓变中之变也，此中代表人物，当推山西已故耆宿李翰卿先生。他用极小剂量（诸药常用零点几克）真武汤治心衰重症，古往今来似未曾见，令我叹服不已。然变中之变，妙则妙矣，却极难学。因此人多不信，以为儿戏；或将信将疑而不敢用。因为用那么小剂量治病，其实与用超大剂量治病一样，是需要勇气的，而且绝对需要有自信，即便虚心接受而想学，也非易事。李老之后，其门生朱进忠先生继承其绝学，亦成为一代大家。然朱老逝世后，未闻有后继者。李朱两位老先生虽有著述，且后者著述颇多，然余读其书逾二十年，时常会拿出来翻一翻，总想学，却每每难措手。一是因为著述不易，能把读者心中疑惑主动挑明说透，这很难，这样的书极少；二是我们现在遇到的病种与过去相比发生了变化，我极少能遇到李朱两位老先生书中的病种。但不管如何，极小剂量药物也能治病，甚至可能治疑难病、危重病，这样的理念早已在我心中生了根，只要有机会，便会触发它。

下面这则医案发生于今年初。一位高龄老太太，初诊治疗无效，二诊时突然领悟到李老的思想而改弦易辙，获明显效果。其案实录如下。

L某，女，85岁。2022年1月8日初诊。

主诉：右胁胀痛2个月余。

病史：患者2个多月前，因乏力在外院治疗，服用补益中药，乏力虽好转，但出现右胁胀痛，有时背痛，每天下午开始出现，到睡前方缓解，自觉气不顺。曾查MRI，示腰椎间盘突出；胸片示两肺纹理增粗，心影增大；B超示脂肪肝，胆囊壁毛糙；甲状腺功能正常。讲话声音低微，情绪可，口不干，不想喝水。曾服中药治疗数周，无明显效果。舌淡红，苔薄白而滑，脉涩。

处方：茯苓20g，猪苓20g，白术20g，泽泻8g，肉桂（后下）6g，柴胡9g，炒白芍9g，枳壳9g，甘草6g，党参30g，蛤蚧2g。7剂，水煎服。

2022年1月15日二诊：病症如前，舌淡红，苔薄白，脉涩。

处方：柴胡2g，枳壳2g，炒白芍2g，甘草1g，香附2g，川芎2g，党参2g，7剂，打粉冲服。

2022年1月22日三诊：服药二三天后，右胁胀痛大减，讲话声也响了。补充病史：患者走路不灵活三四年，气短一二年，经常腰酸。近来大便偏干。舌淡红，苔薄白，脉涩。

处方：守二诊方，加蛤蚧2g，当归2g，7剂，打粉冲服。

2022年1月29日四诊：右胁胀痛、背痛基本消失。（后略）

患者于2022年6月又来求治其他病症，诉右胁胀痛、背痛自从1月愈后再未复发。

【按语】

患者因乏力服补益药物，乏力虽减轻，但出现右胁胀痛，且自觉气不顺，可能系补益太过，壅塞气机。初诊用五苓散合四逆散加味效果不明显；二诊时反思，患者高龄，一方面气虚，另一方面气滞，补而不能壅，疏而不能破，如何妥善用药是个难题。李翰卿、朱进忠两位老先生有邪正相持的难治病症用极小剂量药物治疗而获佳效的案例与论述。受其启发，故用柴胡疏肝散，去陈皮，加党参。全方13g，打粉，冲服，药不多，量极小，未料却能四两拨千斤，仅服二三剂即获效，继续治疗而愈，且未复发。

读书不求甚解，陶渊明是这么说的，我以为这本身是不对的。读书当然应该求解，然因为种种原因，一时间无法求其解，那只能埋在心中，不必天天挂念，但隔一段时间也需要冒个泡，静待时间、经历来发酵，说不定哪一天能有所领悟。

点睛：李翰卿·朱进忠·轻剂·散剂·柴胡疏肝散

引火归原取效，但过犹不及

——三叉神经痛医案

T某，女，73岁。2020年9月2日初诊。

主诉：右脸颊疼痛2年余。

病史：2015年右脸颊疼痛，当时西医诊断为三叉神经痛，经过治疗，有三年未发。2018年复发，虽经治疗而未愈。平时右面颊有轻度的疼痛，吃饭、擦脸时疼痛比较明显，隔几天会有一次比较严重的发作。近来一直在服用的是弥可保、扎冲十三味丸、加巴喷丁，严重时服卡马西平，因卡马西平服后头晕，所以不敢多吃，严重时方吃。神疲乏力，经常要躺在床上休息，一天要睡或躺12小时，畏寒，胃纳、大便、睡眠正常。4天前曾经发过一次严重的三叉神经痛。面色晦滞，眼袋明显，舌淡红，脉细。

处方：熟地黄15g，泽泻9g，茯苓9g，丹皮9g，山药15g，山萸肉15g，制附子3g，肉桂（后下）3g，炒白芍15g，党参15g。7剂。

2020年9月20日二诊：服药当晚失眠、夜尿3次。第二天便秘，感觉不怕冷了，舌质变红。遂嘱将方中附子、肉桂去掉，一剂药吃两天或三天。之后失眠等症状没有再发生过。自从服中药后，三叉神经痛再也没有发生过。目前晚上有点燥热，白天似乎有点怕冷。神疲乏力的症状未改善。舌淡红，脉细。

处方：守初诊方，去附子、肉桂、党参；加人参粉（早上空腹冲服）2g，西洋参粉（早上空腹冲服）2g。7剂。1剂药服两天。

2020年10月7日三诊：服药后，三叉神经痛再也没有发生，乏力减轻，晚上燥热不再有，怕冷已经不明显了。但服中药几天后出现盗汗，停药后盗汗消失。曾单服人参、西洋参无不适。舌淡红，脉细。

处方：熟地黄8g，泽泻3g，茯苓3g，丹皮3g，山药6g，山萸肉6g，炒白芍9g，人参粉（早上空腹冲服）2g，磁石（先煎）6g。7剂。

2020年10月28日四诊：三叉神经痛一直未作，精力明显好转，盗汗没有再出现，而且胃口也比过去好。舌淡红，脉细。

处方：守三诊方，加肉桂（后下）1g，7剂。

【按语】

患者就诊时还在9月初，天气炎热，却诉畏寒，结合其神疲乏力，每天要睡或躺达12小时，眼袋明显，脉细，断为肾阳亏虚。但另一方面，虚火上浮，故面部时痛，此即西医所谓三叉神经痛。处方予金匮肾气丸做汤剂服，并加党参益气，白芍缓急止痛。其方诸药剂量并不大，却出现了反常现象。

其实类似的现象我在临床实践中已多次发现。即有的患者用药剂量不需要很大，甚至很小剂量就能获得很好的效果；相反，有时剂量大了，反而造成一些不良反应。本案患者初诊方的剂量，可以说是属中等偏小的。没想到患者服药当天即出现失眠、夜尿3次，第二天便秘，而且不怕冷了，舌质变红。遂嘱将方中附子、肉桂去掉，一剂药吃两天或三天，之后失眠等症状没有再发生过。患者出现的这一系列反应，显然与附子、肉桂有关，这里面既有正向的良好的效果，也有一些不良反应。首先，阳气来复，所以不再怕冷；夜尿三次，是气化的表现。但温之太过，因此失眠、便秘、舌转红。

何以很小剂量的附桂就取得这样的反应，我想应该归结于两点：一是辨证准确；二是这位患者敏感，一拨就灵。但需中病即止，故马上去掉附桂，否则过犹不及。尤其难能可贵的是，自服中药后，三叉神经痛痼疾再也没有发生过，这也足以说明辨证与用药的准确。

点睛：肾气丸·引火归原·过犹不及·小剂量

单刀直入，小方建功

——面部跳动疼痛医案一则与眼睑䏲动医案二则

医案 1

Z某，女，22岁。2021年3月10日初诊。

主诉：左侧面部跳动疼痛1周。

病史：患者曾患三叉神经痛，我予五苓散治疗已愈。最近一周，在无明显诱因下出现左侧面部跳动、闷痛，舌右侧疼痛；伴口干，夜里渴醒，纳可，二便调。舌苔滑，脉沉细。

处方：炒白芍30g，甘草30g，7剂。

服药三四天后，症状消失。

【按语】

患者去年9月因左侧面部疼痛3个月就诊，当时辨为五苓散证，药到病除。这次来诊，症见左侧面部跳动、闷痛，舌右侧疼痛，过去她口不干，现在则口干，夜间渴醒，但舌苔仍滑，说明患者的体质有一定程度的改变，这时不宜再用五苓散了。从辨证角度看，患者似有阴血不足的表现，故选芍药甘草汤养阴血而柔肝；从对症治疗的角度看，则芍药甘草汤有缓急止痛的显著效果。因此，从两个角度看，都可取芍药甘草汤治疗。用药后，也确实收到了很好的效果。

医案 2

L某，女，37岁。2021年5月12日初诊。

主诉：右上眼睑跳动1个月余。

病史：患者今年4月初感冒之后，开始出现右侧上眼睑不时跳动，余无所苦。脾气、胃纳、睡眠均正常。比较怕热，容易腹泻，月经前更明显一点，月经正常。有黑眼圈，舌偏紫，苔薄白稍腻，中有裂纹，脉沉细。

处方：炒白芍30g，甘草15g，3剂。

5月26日随访，药后右上眼睑跳动消失，未再发生。

【按语】

患者所苦者，唯右上眼睑跳动，本来以为很快会自行缓解，不料已历1个月余而没有缓解的倾向。除此之外，虽有怕热、容易腹泻，但未必与眼睑跳动有关联；色脉虽也有不健康的表现，但很可能是患者长期的体质表现，与最近一个多月的问题多半是没有关系的。所以仅仅依据眼睑跳动这一点，从柔肝缓急论治，予芍药甘草汤而获效。可以将此视为一种"对症"治疗。

医案 3

X某，女，37岁。2021年6月24日初诊。

主诉：右下眼睑瞤动1个半月。

病史：右下眼睑反复瞤动，隔十几分钟就发作一会儿。眼眶周围疼痛，自觉眼皮肿而沉重，畏光。平时乏力，多梦，纳可，大便1～2天1次。晨起嘴酸，冬天怕冷，夏天不开空调，易紧张，有手汗，自诉吃西瓜后手指有小水泡。月经周期35天左右，经期

5～6天，色暗，有血块。面部有黄褐斑，舌胖而质偏紫，舌边有齿印，苔薄白腻，脉细弦涩。

处方：柴胡 15g，生白芍 30g，炒枳壳 15g，甘草 15g，冬瓜子 30g，冬瓜皮 30g。7 剂。

2021 年 7 月 1 日二诊：右下眼睑瞤动的频率下降，1 天发 3～4 次。睡眠好转，仍乏力。舌胖而质偏紫，舌边有齿印，苔薄白腻，脉细弦涩。

处方：守初诊方，改生白芍 50g，7 剂。

2021 年 7 月 6 日患者带孩子来门诊推拿，自诉 7 月 2 日开始右下眼睑再也没有瞤动。

【按语】

患者右下眼睑反复瞤动，一开始没有放在心上，但一直没有好转的趋势，病已一个半月，故来就诊。根据患者伴见易紧张，有手汗，晨起嘴酸，脉弦，故拟四逆散柔肝缓急。又因为患者眼皮肿而沉重，吃西瓜后手指有小水泡，苔薄白腻，也有湿邪内蕴之象，故加用冬瓜子、冬瓜皮升清降浊而化湿。此外，患者还有脾虚、血瘀见症，属次要矛盾，不必追求面面俱到，毕其功于一役。事实上，抓主要矛盾，很快收效。

又按：以上三案中，第一、第二案均取芍药甘草汤，可谓单刀直入，小方建功。其辨治思维，当然首先是从辨证角度思考，第二个角度从对症治疗上思考则很容易就想到芍药甘草汤柔肝缓急。第一案，从辨证看有一定的阴血不足表现，所以两个角度都适合用芍药甘草汤。第二案则没有很明确的证可辨，所以单纯从第二个角度而用芍药甘草汤。

第三案，先从辨证角度思考，可以分析出较多的病理因素，但只抓主要矛盾，只取四逆散加冬瓜子、冬瓜皮，而四逆散中已包含了芍药甘草汤，此案也属于单刀直入，小方建功。

点睛：芍药甘草汤·对症治疗

齿科治疗后会出现怪异症状吗？
——不寐烦躁医案

F某，女，34岁。2020年7月30日初诊。

主诉：失眠伴烦躁5天。

病史：患者7月15日拔蛀牙，过程顺利，曾口服过1次消炎止痛药。7月25日行牙周深度清洁治疗，当晚出现睡眠不安，眠浅易醒伴有烦躁、疲惫。7月27日晚发现自己舌苔发灰，遂喝了1支藿香正气水，之后舌苔从发灰转变至焦黄。刻下：眠浅，烦躁，疲惫。平素容易紧张，四肢冰凉，月经、胃纳、大便尚正常。一直有黑眼圈，最近更明显一些，舌红苔焦黄，且有一小块剥苔，脉弦细。

处方：黄连6g，黄芩9g，白芍9g，阿胶9g，鸡子黄1个，7剂。

2020年8月6日二诊：服药当天睡眠即好转，服药2剂后，烦躁减轻，精神好转。这一周有5天睡眠好，另两天则多梦。自己观察，第三天早上开始舌苔好转，黑眼圈减轻。昨天来月经。舌淡红，苔薄白，唯舌根有少许薄黄腻苔，脉弦细。（后略）

【按语】

几年前有一位六十多岁的老太太来看病，诉说曾在某口腔诊所治牙，一口气拔了几颗牙，之后身体一落千丈（但具体情况，是一次拔几颗牙，还是很短时间里连续拔几颗牙，我有点记不清了）。当时我想，一口气连拔几颗牙与身体变糟之间到底有没有因果关系呢？之前没有听说这样的事。会不会是巧合？但不管如何，慎重为好！之后遇到有的患者将要拔牙，我总是建议他不要心急，不要一下子连拔几颗牙，慢慢来总没错。

本案患者来找我治病的这段时间，我正在重读并且精读《南方医话》。里面有一则医案，说的也是患者拔牙后的异常症状。该患者在三天前拔除下牙龋齿后，出现一侧食指疼痛。下齿槽乃手阳明大肠经所过之处，拔牙时伤及经脉，不通则痛。此文作者路绍祖先生予针刺合谷，三次而愈（插一句：我觉得这样的病例，针灸治疗应该一次而愈）。

巧的是，我最近门诊还遇到一位患者，她说今年清明时节拔牙，三天后出现带状疱疹，而其发病部位主要是肺经的循行范围，肺经又与大肠经互为表里。看来，拔牙或齿科治疗后出现一些异常的症状并非个案。只不过，毕竟这样的情况还是少见的，而且可能症状也是各式各样的，所以口腔科医生没有把它们关联起来，也没有重视。即便口腔科医生看到了，也不知道该怎样去理解，也不知道应该怎么去处理。总之，最终结果就是他们没有把这些患者的反馈记录下来，更不可能进行统计、公布。

我想如果有人能做一番调查研究，那一定会非常有意思。首先，我们可以看一下拔牙或口腔治疗后会发生哪些异常的症状；第二，发生这些异常症状的概率有多少；第三，拔牙或口腔治疗与这些异常症状之间到底有没有因果关系。

再回到本案，试做如下分析。

前人曰："齿者，骨之所终，髓之所养，肾实主之。"牙齿与肾关系密切。患者拔牙之后又经牙周深度清洁治疗，当晚即出现烦躁失眠。我们复盘推测，可能是牙齿治疗时损伤了肾阴，心肾不交而导致上述问题。藿香正气水药性偏温，内服之后如火上浇油，舌苔从发灰转变至焦黄，且有一小块剥苔。故用黄连阿胶汤，清心火，补肾阴，服药当晚即效。可惜中医多个案，如能多一些这样的案例，或许能找到其中的规律。

附记：

本文曾于 2020 年 9 月 15 日在"读书写字与临证思考"公众号上发表，9 月 30 日"中医书友会"公众号做了转载。文后有不少网友留言，现摘录部分于下，供读者参考。

济生中医：余曾治拔牙后引起的少阴心悸失眠证……用炙甘草汤合安神定志丸加龟甲胶、鹿角胶而获治愈。

心美：曾经在三甲医院补牙后，两颗牙之间的缝隙被填满，引发严重的头痛。我有很多牙医朋友，咨询后得知，这种情况很常见。

雨霖妈妈：我昨天杀神经，竟然尿频起夜两次，平时都不起夜的。一夜之间，舌苔白腻厚。

Tracy：最近做了根管（治疗），也是感觉一落千丈，最明显的是右侧枕骨下方疼痛，右侧脖子紧张。刚拔完牙第一天，头晕恶心，查看了国外相关资料，很多人会眩晕。我之前也拔牙后眩晕过一次。我个人觉得可能是拔牙引起了交感神经的症状。

极乐鸟在飞：拔牙后确实有伤筋动骨的感觉及症状，迁延不愈，往往在三四个月后才能恢复。

Dina：右上门牙根管治疗后，右边鼻子痛，贴吧里有人也有类似症状。

九品莲花：失活剂烧牙神经引起频繁咳嗽一例。

木桃：近日一阿姨，做整口牙的牙冠美容后，出现烦躁失眠、坐立不安，采用养肾阴、清肝热治疗中……

针艾益生：我一朋友拔牙后，引起左侧脑耳上方至肩颈胀痛不适，连带眼皮都不适很久了，也失眠。

点睛：齿科治疗与病症关系·黄连阿胶汤

症状不过是浮云，识证要会做减法
——频繁做噩梦、鼻衄医案各一则

医案 1

H 某，女，42 岁。2019 年 9 月 24 日初诊。

主诉：经常做噩梦三四年。

病史：2012 年曾受严重的惊吓，此后有些事不顺心，比较焦虑，近三四年来经常做噩梦，常梦见自杀，梦见厕所等污秽之物，做噩梦就会盗汗。平时乏力，近半年没食欲，容易饱胀，要饿几天后才会好转，有时早上口苦，之前很容易生气，现在好点。怕冷，有时晚上无缘无故小腿冷，随即腹冷腹泻。素来大便一天一次而溏薄，艾灸之后成形了。月经基本正常。白头发很多，脸有点红，舌胖而有齿印，舌质偏紫，苔薄白腻，脉细弦。

处方：柴胡 30g，桂枝 9g，干姜 9g，天花粉 12g，生牡蛎 30g，黄芩 9g，党参 30g。7 剂。

2020 年 3 月 25 日，因来看其他病症而告知，自从上次服药后再也没有做过噩梦。

【按语】

柴胡桂枝干姜汤历史上用的人不多，《伤寒论》研究大家刘渡舟教授早年对此方也琢磨不透，后受陈慎吾先生"少阳病而又兼见阴证机转者"一语的启发，豁然开朗而广为应用，用治胆热脾寒、气化不利，津液不滋所致腹胀、大便溏泻、小便不利、口渴、心烦、或胁痛控背、手指发麻、脉弦而缓、舌淡苔白等症常常奏效。我素来喜读刘老著述，从中获益良多，因此也习用此方（我常加党参）并多有治验。

拙作《半日临证半日读书》中即有对此方的讨论与验案。这里我想进一步提出这样一个观点，那就是：症状不过是浮云，识证要学会做减法！

比如此案，患者主诉是经常做噩梦，但我并没有围绕着主诉进行论治，而是抓住了"少阳病而又兼见阴证机转"这一病机，用柴胡桂枝干姜汤治疗。处方非常简单，不过7味药，没有用一味治标的对症药物，比如安神、镇静之类，却效如桴鼓。

与之成为鲜明对照的是，按照常规的辨证论治，首先围绕着频繁做噩梦这一睡眠障碍进行思考，考虑有哪些常见证型，并对各种症状进行分析。有时能分析得头头是道，用药也面面俱到，既有针对病机的主方，又有针对各症状的加减，但效果如何呢？我想多数时候应该也是有一定效果的，但多半不能效如桴鼓，也有不少时候是无效的。

两相对比，不难发现，这真是一件有意思的事。原来面面俱到未必佳，很多症状不过是浮云，医生要学会做减法，除去那些无关紧要的症状，此即所谓抓主症，而主症并不是主诉，主症就是关键性的脉症，主症抓住了，方证就呼之欲出了，方剂的药物多半并不多，却有捷效。

医案2

张某，男，60岁。2020年9月24日初诊。

主诉：打喷嚏流清涕 15 年。

病史：患者 1980 年即被诊断为萎缩性鼻炎、鼻息肉，主要症状是鼻干。2005 年做了鼻息肉切除手术，但鼻干并未改善。此后出现晨起频繁打喷嚏，流清涕，症状较剧；温度变化特别是遇冷也会频繁打喷嚏，流清涕。最近几年嗅觉减退，性急易怒，早醒，胃胀，大便偏溏量少。舌淡红，有舌缨线，脉沉细。

处方：柴胡 9g，桂枝 9g，干姜 9g，天花粉 9g，牡蛎 30g，甘草 6g，黄芩 9g，细辛 3g，红景天 30g。14 剂（注：患者 2 周后将去高原旅游，故加配了红景天服用）。

2020 年 11 月 5 日二诊：打喷嚏好转七成，但仍有清水鼻涕。睡眠好转，胃胀减轻，大便成形，量少。舌淡红，脉沉细。

处方：守初诊方，去红景天；加益智仁 9g，当归 9g，煨诃子 9g，肉苁蓉 9g。14 剂。

2020 年 11 月 26 日三诊：打喷嚏流清涕之症好转九成。11 月 18 日做胃镜、肠镜检查发现有息肉，已切除，之后大便难解。舌淡红，脉沉细。

处方：守二诊方，去天花粉、益智仁、煨诃子；改肉苁蓉 30g，加制半夏 9g，人参粉（早上空腹冲服）6g。14 剂。

2020 年 12 月 10 日四诊：近两周唯今天早上有打喷嚏与清水鼻涕，其余时间毫无症状。大便仍感费力。补充：口不干，喝水少。舌淡红，脉沉细。

处方：守三诊方，改当归 30g；加猪苓 20g，白茯苓 20g，炒白术 20g，泽泻 9g。14 剂。

2021 年 1 月 7 日五诊：服药时大便正常，停药后一周大便费力了。最近两度寒潮来袭，冷空气刺激时流清涕，但喷嚏较少。睡眠不佳，易醒。舌淡红，脉沉细。

处方：守四诊方，加党参30g，锁阳15g，桑椹15g，14剂。

2021年1月21日随访：打喷嚏流清涕之症已好转了95%。此外，数十年的鼻干也减轻了，大便正常。

【按语】

本案患者有一次在门诊告诉我，他有一位朋友是某医院的中医师，他曾拿着我的处方给这位朋友看，说这张方子对他的老鼻炎很有效。结果他朋友看了半天，说看不懂，为啥这张方子能治疗鼻炎。患者对我说：邢医生你厉害了，你的方子其他医生竟然看不懂。

提这件事，倒不是借患者口来自我吹嘘。而是因为这很有意思。说明有不少医生习惯于什么方药是治疗鼻炎的，什么方药是治疗失眠的……所以本案的处方他是看不懂的，其根本原因在于我们的思路是完全不一样的。

我的思路是什么呢？是方剂辨证的思路，看到了本案患者身上的柴胡桂枝干姜汤证。表面上看，患者罹患萎缩性鼻炎40年，过敏性鼻炎15年，每天早上起床后即打喷嚏、流清涕，症状严重；白天遇到温度变化特别是遇冷也会频繁打喷嚏，流清涕。这么严重的症状，而且是患者主诉，我似乎没有怎么关注。而仅仅是根据其性急易怒、胃胀便溏，而断为少阳病兼见阴证机转者——这是陈慎吾先生的原话，更确切的表述应该是胆热脾寒，即柴胡桂枝干姜汤证。其实患者的主诉与此方证的病机是相关的，所以用此方加细辛、红景天（红景天本可不加）获得显著疗效。此后随证调整处方，凡五诊打喷嚏流清涕之症近愈，数十年的鼻干也减轻了。

前面我说，症状不过是浮云，医生要学会做减法。你们看，减减减，连患者的主诉都减掉了；反过来则抓住主症，辨方证而用药，却确实把那些原先似乎视作浮云的症状给治好了。

点睛：方剂辨证·抓主症·柴胡桂枝干姜汤·陈慎吾·刘渡舟

气血水纠缠
——梦遗、脚臭、淋证、湿疹、腰背痛等五则医案

2022 年诺贝尔物理学奖授予三位研究量子纠缠的科学家。我这个物理学门外汉于"量子纠缠"自然是一窍不通的，但不妨蹭个热点，把中医里的气血水理论唤作"气血水纠缠"，这样倒显得蛮形象的。

《半日临证半日读书二集》里曾介绍运用气血水理论的四则医案，并说如果要详细写则可以写一篇长文。我暂时尚无此打算，但不妨通过一些案例来让读者对"气血水纠缠"有一些感性的认识。

医案 1

L 某，男，28 岁。2012 年 11 月 18 日初诊。

主诉：梦遗一年余。

病史：自诉去年某次出差，睡很潮湿的床，此后出现梦遗，每晚均有，严重时一夜发生二三次。平时人容易紧张，爱生闷气，手足冷，有手汗。纳少腹胀，大便一天 2 次偏溏，矢气每天都有，矢气前先有小腹胀，矢气后肚子轻松。腰酸，小便不爽，尿等待。睡眠早醒，容易感冒，无口腻，有鼻窦炎病史。为此病症已多方求治（包括北京四大名医之后和上海的名老中医），毫无效验。面色晦滞，手掌发青，多条静脉清晰可见。舌边有齿印，舌根苔白腻，有舌缨线，脉弦细。

处方：白术50g，干姜9g，茯苓30g，甘草6g，柴胡9g，白芍9g，枳实9g，淮小麦100g，红枣6枚，鸡内金30g，黄柏9g，砂仁（后下）3g，金樱子30g。7剂。

2012年11月25日二诊：服上方自觉较暖和，前几天无梦遗，近三天有梦遗。面色已好转，舌边有齿印，舌根苔白腻，脉弦细。

处方：守初诊方，改白术30g，黄柏6g；加苍术30g，知母6g，防风9g，陈皮9g，牛膝9g，桃仁9g，红花9g，川芎9g，生地9g，桔梗6g。7剂。

2012年12月2日三诊：这一周无遗精，手较前暖和，面色好转，大便一天二三次、偏溏，纳可。矢气前之小腹胀大减。舌有齿印，舌根苔白腻，脉弦细。

处方：炙草9g，干姜9g，茯苓30g，白术30g，柴胡9g，白芍12g，赤芍12g，枳实9g，桃仁3g，红花9g，当归3g，牛膝9g，川芎9g，桔梗6g，生地6g，防风12g，黄柏9g，金樱子30g，鸡内金30g，陈皮9g。7剂。

2012年12月9日四诊：本周前二天有梦遗，而后几天均无；面色更为好转。大便一天二三次，矢气正常，睡眠好转，晚饭不能多吃。舌脉如前。

处方：炙草9g，干姜9g，茯苓30g，白术30g，淮小麦100g，红枣6枚，柴胡9g，白芍20g，枳实12g，桃仁6g，红花6g，牛膝9g，川芎9g，桔梗6g，防风12g，黄柏9g，鸡内金30g，陈皮9g，乌药12g。7剂。

2012年12月23日五诊：有十几天未梦遗，这四天中有三天梦遗。手掌之色变好。舌如前，脉偏沉细。

处方：炙草9g，淮小麦100g，红枣6枚，柴胡9g，赤芍9g，枳实9g，白芍15g，川芎9g，牛膝9g，桔梗6g，防风12g，鸡内金 30g，陈皮 9g，白术 30g，茯苓 30g，乌药 12g，益智仁 9g。7 剂。

患者 2013 年 2 月 24 日再次复诊时诉：今年 1 月梦遗未作；2 月春节期间，因饮食过饱过油而有几次。之后饮食规律，梦遗未发。大便成形，矢气正常，手足已暖。

此后患者在 2013 年 3 月 31 日、4 月 14 日、4 月 28 日、5 月 19 日、7 月 7 日、8 月 25 日、10 月 27 日、12 月 1 日及 2014 年 3 月 9 日还曾或腹胀，或头晕复诊过，但梦遗顽症已愈。

【按语】

本案患者患严重的梦遗病，已请多位名医诊治而无效，通常用于治疗遗精的方药大多用过，所以我整个治疗思路是立足于整体，治标的药物用得甚少。那患者的整体是怎么样一个情况呢？可以从气血水三个角度考虑。患者素来容易紧张，爱生闷气，本就是一个气机失调者，并有手足冷、有手汗、矢气前先有小腹胀、矢气后肚子轻松等诸多表现。气病及血，故面色晦滞，手掌发青，多条静脉清晰可见。气机失调也导致水液代谢障碍，故出现大小便的异常。如果从脏腑关系的角度看，则为肝木克脾土，脾虚而湿盛，故纳少腹胀、大便偏溏。患者一年前又感受寒湿之邪，内湿外湿合邪，又痹阻气血，最终形成气血水纠缠为患的局面。

初诊我以甘草干姜茯苓白术汤为主温脾化湿，四逆散调畅气机，甘麦大枣汤柔肝缓急，均为治本之方。治标不过封髓丹、金樱子、鸡内金而已，且这五味药中砂仁温暖脾肾而兼有行气之功，鸡内金不仅涩精且健运脾胃。药后即获显著效果，后逐步合血府逐瘀汤气血同治，合痛泻要方调理肝脾，在较短时间里病即告愈。

医案 2

Y 某，女，43 岁。2014 年 9 月 7 日初诊。

主诉：脚臭很多年。

病史：乏力，易怒，纳佳，腰酸，眠可。矢气每天有，口不干，喝水少。大便一天 2 次，溏。月经后期，色鲜红，有血块，末次月经是 8 月 30 日。无乳胀，带下正常。面色晦滞，唇紫，舌紫而边有齿印，苔剥，脉弦细弱。

处方：猪苓 15g，茯苓 15g，白术 15g，泽泻 15g，肉桂（后下）6g，柴胡 9g，赤芍 9g，枳实 9g，甘草 3g，当归 2g，生地 6g，桃仁 3g，红花 3g，牛膝 9g，川芎 9g，桔梗 6g，乌梅 9g，7 剂。

2014 年 9 月 14 日二诊：服药 2 剂，脚即不臭，腰不酸。大便一天一次，成形。面色明显好转。舌淡红，苔剥，脉细弦。

处方：猪苓 15g，茯苓 15g，白术 9g，泽泻 9g，肉桂（后下）6g，柴胡 9g，赤芍 9g，枳实 9g，甘草 3g，当归 3g，桃仁 3g，红花 3g，牛膝 9g，川芎 9g，乌梅 9g，苏子 3g，莱菔子 3g。7 剂。

【按语】

患者原本是陪她女儿来看病的，小孩不到 10 岁，面色不华。我多说了一句，妈妈面色也不好。于是妈妈请我也看一下。她说自己有一个难以启齿的问题，就是脚臭好多年了。问这能治吗？我说应该能治。

二诊时见到这位妈妈，她面色已明显好转。患者说，自己这几天照镜子，就在笑，因为看到自己脸色好多了。以前花那么多钱美容，真不值得。尤感神奇的是，服药 2 剂后，脚就不臭了，因此十分开心。

患者亦属气血水纠缠为患，如易怒、月经后期而有血块、面色晦滞均为气滞血瘀之象；口不干、喝水少、舌剥则为水壅津亏表现；脚臭当然是气血痹阻，水湿下注造成的。所以用血府逐瘀汤合五苓散气血水同治，仅服2剂，多年难言之隐就消失得无影无踪了。

医案3

L某，男，26岁。2016年1月8日初诊。

主诉：尿频、夜尿2年。

病史：白天小便10次，夜尿1～2次，如果晚上多喝水则夜尿3次，小便不急不痛，但不通畅，小便慢。口不干，一天喝水600mL，易紧张，手冷，爪甲发紫。白天有矢气，但不多，睡眠、胃口、大便正常。2015年曾患肺炎，已愈。唇紫，舌紫而边有齿印，苔白腻，脉偏弦。

处方：猪苓15g，茯苓15g，泽泻15g，白术15g，肉桂（后下）3g，柴胡9g，白芍9g，枳实9g，甘草3g，防风9g，陈皮9g。7剂。

2016年1月15日二诊：服药1剂，尿频即减轻，白天减少为6～7次，夜尿1次，小便也通畅了。舌边有齿印，苔薄白稍腻，有舌缨线，脉偏弦。

处方：守初诊方，加淮小麦30g，7剂。

2016年2月26日三诊：白天小便次数减少，但睡前有2～3次，夜尿除，小便通畅，手较前暖和。舌苔薄白，舌边有齿印，脉偏弦。

处方：猪苓15g，茯苓15g，泽泻15g，白术15g，肉桂（后下）3g，柴胡9g，白芍9g，枳实9g，甘草3g，防风9g，陈皮9g，淮小麦 90g，蚕茧 9g，党参 15g。7 剂。

【按语】

患者年纪轻轻，本不该小便次数那么多，且有夜尿。度其病因，无非"气血水纠缠"而重点在"气"与"水"。容易紧张，气机郁结，肝失条达，所以手冷、爪甲与唇色发紫，气病已及血分。气不行则水液代谢亦受阻，所以小便不利而频仍。因血瘀较轻，先不必管，抓主要矛盾，用五苓散、四逆散、痛泻要方，气水同治，迅即获效。

医案 4

Z某，男，29 岁。2017 年 9 月 7 日初诊。

主诉：皮疹泛发 4 年余。

病史：患者 2008 年 7 月第一次湿疹，经治疗后减轻。2013 年换工作后，皮疹加重，经多处治疗，效不佳。现面部、胸背、腹股沟皮疹泛发，患处有抓痕、结痂、苔藓化，伴有瘙痒。平素出汗较少，运动后只胸口出汗，口不干，喝水少，寐安，纳可，大便黏。4 天前外感，略发热，伴有鼻塞流涕、咽干。面色晦滞，舌胖而边有齿印，舌质偏淡，苔略滑，脉沉弦。

处方：柴胡 9g，赤芍 9g，炒枳壳 9g，当归 9g，川芎 9g，生地黄 12g，红花 9g，桃仁 9g，牛膝 9g，桔梗 6g，甘草 6g，党参 30g，黄芪 30g，生麻黄 3g，猪苓 20g，茯苓 20g，泽泻 15g，白术 20g，肉桂（后下）3g。7 剂。

2017 年 9 月 14 日二诊：患者面色好转，面部湿疹减轻，出汗增加，大便不黏了，但睡眠变差了。又诉，过去说话觉得很累，服药后好转了。舌如前，脉弦。

处方：守初诊方，去麻黄；加板蓝根 30g，龙胆草 6g。7 剂。

2017 年 9 月 21 日三诊：皮疹瘙痒大减，精力好转，大便费力。舌胖而边有齿印，舌淡红，脉沉弦。

处方：守 9 月 14 日方，去泽泻；加肉苁蓉 12g，骨碎补 12g，桑白皮 15g，14 剂。

2017 年 11 月 16 日四诊：皮疹已明显减轻，精力较好，出汗较前增加。舌胖而边有齿印，质偏紫，脉弦。

处方：守 9 月 21 日方，加菟丝子 15g，秦艽 15g。14 剂。

患者服药后湿疹痊愈，2019 年之后又复发，2020 年 4 月 1 日再来求诊，仍用血府逐瘀汤合五苓散而安。

【按语】

患者年纪不大，但是面色晦滞，看上去与年龄相差很大，经问诊，果然工作压力大，自己也容易紧张。又根据患者口不干、喝水少、大便黏、苔略滑，而断为血府逐瘀汤证与五苓散证；又因不容易出汗，而加小剂量麻黄；舌胖而边有齿印，因此加党参、黄芪。服药后面色好转，皮疹减轻。继续用药后，困扰多年的湿疹获得痊愈，并且较长时间没有复发。2019 年复发后，因病机没有变而仍用前法，再次获效。

医案 5

C 某，女，44 岁。2022 年 8 月 18 日初诊。

主诉：腰背痛近 2 个月。

病史：今年 7 月因家庭原因生气后，觉腰背部僵硬酸痛；近 1 周又出现胁肋部一圈被东西箍着的感觉，深呼吸才觉得舒服。以前大便常不成形，后饮食规律后大便转为正常。平时胃口、睡眠尚可，怕冷，吃冷的、硬的食物会觉胃脘不适。自诉近1年口水多，并说口干，但仔细询问则1天饮水量1000mL左右。月经周期28天，经期5～6天，量中，有血块。舌胖而边有齿印，脉细弱。

处方：生黄芪60g，升麻9g，柴胡9g，知母6g，桔梗6g，赤芍9g，枳壳9g，甘草3g，当归5g，桃仁5g，红花9g，川芎9g，牛膝9g，生地5g，桂枝9g，茯苓15g，白术9g。7剂。

2022年8月27日二诊：药后腰背痛好了很多，自觉气够用了，深呼吸少了，胁肋部一圈被东西箍着的感觉大减，但最近三四天大便不成形。补诉：十几年前生孩子之后出现漏尿现象，现在跳绳时会漏尿，并且最近一年有小便不尽感。舌胖而边有齿印，脉细弱。

处方：守初诊方，加猪苓15g，炒白术15g，泽泻9g，益智仁9g，小茴香5g，7剂。

药后腰背痛、胁肋部一圈被东西箍着的感觉、想要深呼吸等症均除。

【按语】

人在生气的时候，看似在"爆发"，属"实"，实际却是大量消耗气血而变为"虚"。但这是一般规律，实际情况则因人而异，要看患者本来的体质状态。如果其人本身非常强壮，那大怒虽然消耗，却也无大碍；或因为大怒而气血逆乱，反表现为实证。如果患者本身虚弱，生气时激发出来的气血迅即消耗，生气之后必然是大气下陷。本案患者素来是脾阳不足证，但不甚严重，生气则导致大气下陷而兼气滞血瘀，故用升陷汤、血府逐瘀汤、苓桂术甘汤合方，气血水同调。方证合拍，取效甚捷。二诊因补充尚有漏尿与小便不尽感，故合五苓散以加强对水液代谢障碍的调整，并加益智仁、小茴香温补肾阳。

点睛：气血水理论·甘草干姜茯苓白术汤·四逆散·血府逐瘀汤·痛泻要方·五苓散·升陷汤

他让我想起了800年前壬辰之变中百万人的"内伤"

——脱发伴胃脘灼热医案

W某，男，31岁。2022年10月2日初诊。

主诉：脱发伴胃脘灼热3个月。

病史：患者今年3月刚来上海就遇到疫情管控，当时租的地方条件很差，每天吃得很少，焦虑紧张。过去从来没有胃病，从此就胃不舒服了。有时纳呆，有时有灼热感，失眠，早醒，乏力。曾在外院诊治，乏力、睡眠好转，但出现头皮经常痒，一痒就很快出现很多头皮屑，同时就会掉几十根头发，为此又服药治疗，但无效果，且服药后有时还会出现一些新的不适，所以就停药了。目前头发油，经常胃中灼热，吃山药、知柏地黄丸、朱砂安神丸都会引起胃中灼热，同时手心也容易热，有时鼻子里冒热气。因为身体不好而心烦，容易皱眉头，易流口水，记忆力差，大便之前溏薄，最近干，但不是天天干，小便黄。手掌静脉明显，舌前半有点刺，脉弦。

处方：党参4g，黄芪4g，炒白术4g，甘草3g，茯苓4g，升麻3g，柴胡3g，当归3g，炒苍术4g，羌活2g，石膏（先煎）4g，黄连2g，黄芩2g，黄柏2g，陈皮3g。7剂。

2022年10月5日二诊：服药第1天腹泻2次，之后感觉头发很好，没怎么痒和掉发，手心热不明显了，但鼻子还冒热气。最近又出现恶心、腰酸、早醒、口苦，所以药尚未吃完，提前来就诊。手掌静脉好转，舌前半有点刺，脉弦。

初诊方尚余 4 剂，今天再开 4 剂药，加到初诊方中。

处方：党参 2g，黄芪 2g，炒白术 1g，甘草 1g，茯苓 1g，当归 1g，炒酸枣仁 6g，龙胆 1g，盐杜仲 4g，续断 4g。4 剂。

2022 年 10 月 9 日三诊：服药后，恶心、鼻子冒热气消失，腰酸大减，睡眠、口苦基本好了，头发感觉很好，只有一次有点痒，掉了一些，不像以前是经常性头皮痒并掉发。本来吃点啥就很容易胃里灼热，现在不会了，但吃药后有点热。舌前半有点刺，脉弦，手掌静脉好转。

处方：党参 6g，黄芪 6g，炒白术 6g，甘草 4g，茯苓 5g，升麻 3g，柴胡 3g，当归 4g，炒苍术 4g，羌活 2g，石膏（先煎）4g，黄连 2g，黄芩 3g，黄柏 2g，陈皮 3g，炒酸枣仁 8g，龙胆 1g，盐杜仲 4g，续断 4g，桑寄生 4g，清半夏 2g。7 剂。

2022 年 10 月 16 日四诊：最近一周，前三天几乎没什么不适了，唯晚上睡眠不佳。最近 4 天有点腰酸，夜尿 3 次，白天也尿频。舌前半之点刺减少，脉弦。

处方：党参 6g，黄芪 6g，炒白术 6g，甘草 4g，茯苓 4g，升麻 3g，柴胡 3g，当归 4g，炒苍术 4g，羌活 1g，石膏（先煎）2g，黄连 1g，黄芩 2g，黄柏 1g，陈皮 2g，炒酸枣仁 8g，蔓荆子 3g，葛根 3g，荷叶 3g，菟丝子 3g，酒女贞子 3g，墨旱莲 3g，覆盆子 3g。4 剂。

2022 年 10 月 22 日，患者跟前台反馈说服药效果不错，又配了 7 剂。

【按语】

患者三月初来沪，先凑合租在一个条件比较差的地方，想等找到工作后再换一个离公司近点、条件好的住处。不料遇到了疫情，当时常常一天只吃一顿，心情沮丧、焦虑，从此患上胃病。以后经治疗虽有些好转，但服药同时也会有一些新的不适，特别是还有两个突出问题没有解决，故来求治。一是头皮痒，有很多头皮屑、掉发；二是胃中灼热。患者的这番诉说，让我想起了将近800年前的壬辰之变（1232年）和李东垣的《内外伤辨惑论》与《脾胃论》。这里摘录一段《内外伤辨惑论》里的文字：

向者壬辰改元，京师戒严，迨三月下旬，受敌者凡半月，解围之后，都人之不受病者，万无一二，既病而死者，继踵而不绝。都门十有二所，每日各门所送，多者二千，少者不下一千，似此者几三月，此百万人岂俱感风寒外伤者耶？大抵人在围城中，饮食不节，及劳役所伤，不待言而知。由其朝饥暮饱，起居不时，寒温失所，动经三两月，胃气亏之久矣，一旦饱食太过，感而伤人，而又调治失宜，其死也无疑矣。非惟大梁为然，远在贞祐、兴定间，如东平，如太原，如凤翔，解围之后，病伤而死，无不然者。余在大梁，凡所亲见，有表发者，有以巴豆推之者，有以承气汤下之者，俄而变结胸、发黄，又以陷胸汤、丸及茵陈汤下之，无不死者。盖初非伤寒，以调治差误，变而似真伤寒之证，皆药之罪也。往者不可追，来者犹可及，辄以平生已试之效，著《内外伤辨惑论》一篇，推明前哲之余论，历举近世之变故，庶几同志者，审其或中，触类而长之，免后人之横夭耳！

东垣所见与所论是医学史的一个问题，即壬辰之变，近百万人患病乃至死亡，他们到底得了什么病，是东垣所谓的"内伤"吗？现代一些研究者并不同意东垣的看法，他们认为当时人们罹患的是鼠疫。从历史研究的角度看，当然要较真，但从临床的角度看，我们可以放过这一问题，而仅仅只讨论东垣所论的运用，也就是内伤饮食劳役理论暨阴火理论的拓展用法。

我们都知道，在《内外伤辨惑论》与《脾胃论》两书里，东垣提出了阴火理论，然而他说得不成系统，分散在不同章节里，甚至可以说是有点语焉不详，所以究竟什么是阴火，后世议论纷纭，而没有形成一个共识。拙著《半日临证半日读书》里有一篇文章对阴火理论及补中益气汤的立方思路做了梳理与分析，读者可以参看，这里不赘。

现在回到我眼前的这位患者，他的疾患与东垣所论很像。两者的直接病因很像，具体表现尽管不一样，但头皮痒、有很多头皮屑、掉发与胃中灼热，均可以用"阴火"来解释。胃中灼热自不待言，头皮痒、有很多头皮屑、掉发，又见舌前半点刺，是心火旺而伤荣血，发为血之余，故见这样的临床表现。东垣说阴火就是心火，所以，脾虚阴火的病机是一样的。

我更想指出的是，这位鲜活的病例，还向我们展示了东垣没有论及的一面。他就诊时眉头紧锁，手伸出来就看到静脉显露，脉之则弦，这是肝郁血瘀之象，这与他的种种见症难道没有关系吗？我想不会。再看壬辰之变，老百姓面对的岂止饮食劳役，围城时怎么可能没有对死的恐惧？而这竟然被东垣忽视了！阴火理论涉及脾胃、肾、心肺，东垣却未谈及肝，现在想想真是有点不应该。

然而幸运的是，尽管东垣在认识层面没有考虑到肝郁这一病因，但在治疗层面，却凑巧起到疏肝的实效。这是因为，针对脾虚阴火的治疗，主要有补脾胃、升阳气、泻阴火三法（此外，还有补肺气、滋荣血等次要治法），而这三法里升阳气一法，事实上蕴含着舒畅肝气的作用。这是因为中医的治法与方药，本身就往往具备多方面的效用。比如补气法这一治法及黄芪一药，一法一药而兼有固表、生血、升阳等效。至于升阳气之法及柴胡、升麻，乃至诸风药，则本身就兼具调畅肝气的作用。

由此，我们可明了东垣阴火理论不足之处，但在实际中却不妨照用补中益气汤、补脾胃泻阴火升阳汤之类方剂而不误。本案即采用后一方而获得佳效。患者服药后很快即见效，但审查患者脉症之进退，他腹泻 2 次后，头发方面感觉很有效，且手心热不明显了，但出现恶心、腰酸、早醒、口苦，属于泻阴火而有余，胃气上逆且肾气亦有不足，所以在原方基础上加重补益脾胃的药物，并加补肾养心降胃之品，病情进一步改善。此后随症加减而病退。

从这一案的治疗过程看，我们还可以发现，尽管东垣阴火理论里对肾这一发病环节也有论述，但在实际的运用方面却是不够的。本案则根据患者的实际情况补肾治疗，对患者的整体康复是有益的。此前我也有类似的体会，因此肾的因素也是值得探讨的，这应该有助于阴火理论的完善。

点睛：李东垣·壬辰之变·阴火理论·补脾胃泻阴火升阳汤

明明燥热难耐，医生却问她是不是怕冷

——绝经后燥热医案

L 某，女，61 岁。2018 年 10 月 28 日初诊。

主诉：经常燥热 10 年。

病史：患者 10 年前绝经，即开始燥热，四季中夏天特别燥热难耐，其他季节则经常阵发性燥热，但光有燥热，并不汗出。有时也会觉得冷，特别是手足冷。平素神疲乏力，性急易怒，头晕心慌，睡眠不佳，口不干，不喝水，纳可；大便三四天 1 次，黏，不干。此外，腰痛了 29 年。面色晦滞，舌偏紫，脉沉细涩。

处方：乌梅 9g，细辛 0.5g，肉桂（后下）0.5g，黄连 3g，黄柏 9g，当归 3g，干姜 0.5g，党参 12g，猪苓 20g，茯苓 20g，泽泻 9g，滑石 20g，阿胶（烊化）2g，生晒参粉（早上空腹冲服）1g，西洋参粉（早上空腹冲服）5g。7 剂。

后患者回外地，又配了上方 7 剂。

2019 年 8 月 27 日二诊：服药后，燥热明显减轻，很多时候已经感觉不到了，乏力、腰痛、心慌、头晕等均改善，想喝水了。最近 3 个月出现目糊目干。（二诊用肾气丸加味获效，略）

【按语】

患者主诉经常燥热，并没有提及她还有怕冷的一面。是医者主动问她，除了燥热，身上有没有哪些地方怕冷呢？没想到，患者说确实有时是会觉得冷的，特别是手足冷。

　　所以这一案例提示我们，要谨记患者多半是没有医学常识的，更没有中医学的常识，他们的所思所想，是一个普通人的所思所想。他们会把自己的直观感受说出来，但这直观感受未必就是全部客观事实；他们更不会按照医者的思路来描绘自己的真实情况。所以医者在问诊时，既要认真倾听，又要把握主动，特别要注意问出一些患者本来没有太放心上的问题。比如这位患者，深受燥热之苦，讲了很多关于燥热的感受，这自然是真实的。但医者根据临床经验与医理知道，有些患者的确是一派燥热，但也有些患者尽管燥热明显，但实际上她（或他）身上还存在着局部怕冷的现象。所以在患者诉说完之后，一定要追问一下，除了燥热，你有没有怕冷的情况。果然，这位患者其实也有怕冷的时候，特别是手足冷，只不过她不以为苦，没放在心上，因此没有想到要告诉医者。

　　假定一位患者只有燥热；另有两位患者，都是既有燥热又有怕冷，其中一位燥热更明显，另一位怕冷更明显，这样三位患者的方药显然是不会相同的。所以，问诊是很重要的，反映了医者的思维能力与临床经验。有时差之毫厘，失之千里。

　　至于辨证，患者属寒热错杂的乌梅丸证，热多寒少，故去附子、川椒，干姜、细辛，肉桂只用0.5g。因患者口不干、不喝水、大便黏、失眠头晕、心慌乏力，又属猪苓汤证，故两方合而用之。10年痼疾一诊即明显改善。患者长居外地，所以10个月后方来复诊，她说即便夏天炎热，很多时候也已经感受不到燥热了。

点睛：问诊技巧·乌梅丸·寒热错杂·小剂量

血府逐瘀汤不必大剂

——更年期综合征、不寐医案各一则

医案 1

Z 某，女，46 岁。2021 年 11 月 7 日初诊。

主诉：烘热汗出 3 个月。

病史：患者近 3 个月来烘热出汗，一天少则 2～3 次，多则 7～8 次，每次持续十几秒。平时乏力，有时性急，纳可，睡眠不佳，过去怕冷，后来好转，大便正常。患者今年有几个月的月经不正常，但最近两个月又正常了，月经色深，血块少，末次月经：10 月 8 日。自述时有腹部突出，但外院检查未见异常。唇紫，黄褐斑明显，舌胖而边有齿印，苔薄白黄腻，脉弦涩。

处方：柴胡 3g，赤芍 3g，炒枳壳 3g，甘草 3g，当归 3g，桃仁 3g，红花 3g，川芎 3g，生地黄 3g，桔梗 3g，牛膝 3g，仙茅 2g，淫羊藿 6g，知母 6g，黄柏 6g。7 剂。

2021 年 11 月 14 日二诊：药后烘热汗出基本消失，但最近纳少，腹胀连及后背，月经尚未来。面色好转，唇紫，舌胖而边有齿印，苔薄白黄腻减轻，脉弦涩。

处方：守初诊方，去生地黄、仙茅；加姜半夏 9g，陈皮 9g，佛手 9g，香橼 9g，木香 9g。7 剂。

2021 年 11 月 21 日三诊：药后腹胀消失，纳增，但烘热汗出又稍有，月经尚未来。面色明显好转，唇紫减轻，舌胖而边有齿印，苔薄白黄腻减轻，脉弦涩。

处方：守初诊方，去生地黄、仙茅；改淫羊藿 8g，知母 8g，黄柏 9g；加姜半夏 9g，炒鸡内金 30g，香附 9g。7 剂。

2021 年 12 月 5 日四诊：患者烘热汗出基本消失，11 月 29 日来月经，一开始呈咖啡色，后转鲜红，比过去月经色要鲜红，血块少。面色明显好转，唇紫减轻，舌胖而边有齿印，苔薄白黄腻减轻，脉弦涩。

处方：守上方，去鸡内金、香附；加桑叶 6g，菊花 6g，丹皮 6g，生薏苡仁 30g。7 剂。

【按语】

《半日临证半日读书》里有一篇《我用血府逐瘀汤》。此文的第二则医案，患者不知道一剂药要煎煮两次，她都是只煎煮一次的。四诊时，正好有其他患者在说煎煮中药的事，她听到了，无意中说出自己之前的中药都只煎了一次。所以这位患者所服用的血府逐瘀汤的剂量大致相当于常用量的一半。我用血府逐瘀汤的常用量是柴胡 9g，赤芍 9g，枳壳 9g，甘草 6g，桃仁 9g，红花 9g，当归 15g，生地黄 12g，牛膝 9g，桔梗 6g，川芎 9g。此文的第四则医案，患者张某因为浸药加水太多，导致煎出来的药汁太多，喝不下，所以 1 剂药患者分两天吃。这两位患者服血府逐瘀汤都有显著效果，而且只服了一顿就有效。当时我就知道血府逐瘀汤可能只要用较小的剂量就能获效，而其中原因可能是血府逐瘀汤包括其他某些方剂，它们治病的机理是调节，所以剂量不必大就能起效。而有的方剂治病获效的原因，可能是对抗，所以剂量一定要大才行。

回到本案。本案在辨证上其实不难，所用的血府逐瘀汤合二仙汤也是我常用之法，取得显效也是可以预料到的。此案最大特色在于剂量，我刻意用非常小的剂量，而疗效却同样很好。这足以说明有些病症、有些方剂不一定需要大剂量用药，甚至不需要常规剂量，本案仅仅用血府逐瘀汤常规剂量的三分之一就能获效。那么究竟哪些病症、哪些方剂可以如此呢，值得我们在临床上不断探究。

医案 2

L 某，女，68 岁。2014 年 3 月 21 日初诊。

主诉：失眠 10 余年。

病史：严重失眠，每晚要服用氯硝安定 4 片。经针灸治疗 3 个月，逐渐减量至每晚服用 1 片。曾服中药，胃脘不适。平时易怒，口干，胃纳与大便可。面色晦暗，舌紫而胖，苔滑，脉涩。

处方：柴胡 5g，赤芍 5g，枳壳 5g，甘草 2g，川芎 5g，牛膝 5g，桔梗 3g，生地黄 5g，当归 5g，桃仁 5g，红花 5g。7 剂。

2014 年 3 月 28 日二诊：服药二三剂后，睡眠即安。早上醒来，人很舒服，面色明显好转。舌紫胖，脉涩减。

处方：守初诊方，加生山栀 5g，豆豉 5g。7 剂。

【按语】

如前所述，《半日临证半日读书》里收录的二则血府逐瘀汤治不寐案例，无意中发现了用小剂量即能获效，而本案则是有意为之。实践证明，这样严重的失眠，只要认证准确，用血府逐瘀汤确实剂量可以不必大而同样有效。

点睛：血府逐瘀汤·小剂量

从"丝丝入扣"到"据潜在病理用药"

——失音伴更年期综合征医案

W 某，女，53 岁。2020 年 7 月 9 日初诊。

主诉：失音伴烘热汗出、心慌气喘半年余。

病史：去年底患感冒咽痛，曾在外院静脉滴注抗生素等，但无明显效果。今年初开始出现失音，遂到五官科检查，发现有会厌部囊肿。失音一症，叠经中西医治疗已半年多，但无明显效果。

刻下：声音嘶哑，语音低微，且半年来出现烘热汗出、神疲乏力、两腿无力、心慌气喘（有时感觉心跳到咽喉口一样）、失眠头晕、心情不好、容易生气、容易上火。素来怕热，大便之前正常，最近 1 天 3 ～ 4 次；月经已紊乱，最近 2 个多月未转经。舌偏红，脉沉细。

处方：黄连 3g，黄芩 9g，白芍 9g，阿胶（烊化）9g，鸡子黄 2 枚，炙龟甲 30g，炙鳖甲 30g，生龙骨 30g，生牡蛎 30g，生地 24g，玄参 15g，木蝴蝶 9g，凤凰衣 6g，诃子 9g。7 剂。

同时给与针灸治疗。

2020 年 7 月 16 日二诊：服药 1 剂，声音即响亮了，且精力改善，失眠、头晕、心慌、气喘都明显减轻。大便 1 天 2 次，仍怕热。舌偏红，脉沉细。

处方：守初诊方，加桔梗 6g，7 剂。

2020 年 7 月 23 日三诊：患者诸症均减，但仍有烘热汗出且怕热。舌偏红，脉沉细。

处方：守上方，改阿胶 3g；加淫羊藿 9g，知母 9g，黄柏 9g。7 剂。

2020 年 7 月 30 日四诊：患者声音能讲得响了，但还未能完全复原。仍有烘热汗出，白天数次，夜间至少 2 次，怕热；睡眠欠佳，大概一晚上能睡 3 个小时。近两日觉腹胀。余症均明显缓解。舌脉如前。

处方：乌梅 9g，细辛 1g，肉桂（后下）1g，黄连 3g，黄柏 9g，当归 9g，花椒 1g，干姜 1g，熟附片 1g，党参 15g，生栀子 9g，淡豆豉 9g，柏子仁 40g，酸枣仁 40g，生龙骨 30g，生牡蛎 30g，佛手 9g，香橼皮 9g。7 剂。

2020 年 8 月 6 日五诊：近三四天睡眠明显好转（能从晚上 11 点睡到早上 5 点），气喘、头晕、腹胀除，烘热汗出大减，讲话声音更响了。舌淡红，脉沉细。

处方：守上方，去佛手、香橼皮；加凤凰衣 6g，木蝴蝶 9g，7 剂。

2020 年 8 月 13 日六诊：患者说话声音已复原，睡眠好转，烘热汗出一整天不过一二次而已，情绪好转。舌淡红，脉沉细。

处方：守上方，加淫羊藿 9g，知母 9g，7 剂。

2020 年 8 月 20 日七诊：心情愉悦，自觉一切正常，包括烘热汗出也消失了。舌淡红，脉沉细。

处方：乌梅 5g，黄连 1g，黄柏 4g，当归 5g，党参 15g，生栀子 9g，淡豆豉 9g，柏子仁 40g，酸枣仁 40g，生龙骨 30g，生牡蛎 30g，淫羊藿 9g，知母 9g，北沙参 15g，麦冬 6g，五味子 3g。14 剂。

【按语】

W女士求治的首要目的是失音。来诊时，她声音嘶哑、语声低微，陪她来的朋友说她过去说话声音可清脆了，唱歌可好听了。同时患者有很多更年期的表现。这些病症表现均可归结为阴虚火旺，故拟兼顾治疗。结果服药1剂即获效明显。而有意思的是，患者诸症虽获好转，但到了一定阶段却有点停滞不前了。这时改弦易辙，选用乌梅丸为主，调整阴阳，取得显著成效。下面详为分析。

患者半年多前外感温热之邪，阴分受损，遂致失音，又值半百之龄，天癸竭，故初诊时一派阴虚之象。而心肝火旺，故拟清心平肝、养阴润肺之法，即取得良好效果。此后于三诊时，参二仙汤法，具阴阳同调之意。四诊时，因患者烘热汗出等症改善不很理想，思虑再三，其人虽素体怕热，感冒后阴虚火旺之象更为明显，此时也并无阳虚的表现，但阴阳互根，更年期时阴阳俱损，只不过受损的程度并不相同而已，所以可因其有潜在的阳虚而少用补阳药物消息之，遂改用乌梅丸法。附子、细辛、肉桂、花椒、干姜与黄连、黄柏同用，只不过前者只用极小剂量，而后者用常规剂量，服药后果获佳效，最终诸症消失，心情愉悦。

故本案可分两个阶段：第一阶段是据辨证而治，要害在丝丝入扣。第二阶段则显然脱离了一般意义上的辨证论治，是据潜在的病理用药，要害在明了中医之理。

本书下篇在《为何辨证正确，却治之无效——从〈从虚寒性胃痛的治法谈治病要有层次〉一文说开去》中讨论了为何辨证是正确的，却治疗无效；同时也讨论了遇到这种情况该如何处理。本案可以作为此文的注脚。

点睛：丝丝入扣·据潜在的病理用药·黄连阿胶汤·乌梅丸

原来此方能益肾

——小儿夜惊医案

L某，女，10岁。2022年7月27日初诊。

母亲代诉：夜间惊叫加重2周。

病史：患儿过去经常半夜里突然惊醒尖叫说："妈妈我要小便。"早上醒来则完全不知道夜里发生的事。因为患儿不肯吃中药，所以未因此而就诊。2周前，曾经在夜里与两个表哥在小区里玩，并摔跤过，当晚半夜出现惊叫、哭泣，很严重，持续达1小时，早上醒来则完全不知道夜里发生的事。此症每晚发生，持续至今。平时容易紧张，胆子小，曾坐过山车而昏过去。稍有些怕热，自汗，经常有手汗、脚汗，有时吃完饭想嗳气而不得。有黑眼圈，舌淡红，脉弱。

处方：桂枝5g，炒白芍5g，甘草3g，生姜3g，大枣9g，生龙骨（先煎）30g，生牡蛎（先煎）30g，蝉蜕9g，浮小麦30g。7剂。

2022年10月9日其母告知，患儿服药当晚夜里惊醒、尖叫、哭泣即未发生。

【按语】

患儿两周前夜间游戏而跌扑受惊，半夜惊醒尖叫，并有哭泣，时间长达1小时，两周来未见缓解，故来求治。患儿过去长期夜间容易惊醒、尖叫、夜尿，而白天完全记不得，且胆小自汗，有黑眼圈而脉弱，本属脾肾两虚，近因恐伤肾而病症加剧。处方用桂枝加龙骨牡蛎汤加味，服药当晚即效。

　　桂枝加龙骨牡蛎汤与小建中汤同为桂枝汤类方，又因此方似乎没有明显的补肾药物，而人们较易将此方视为仅能补益脾胃的方剂。其实不然，桂枝加龙骨牡蛎汤在《金匮要略》中主治"男子失精、女子梦交"，此岂与肾无关？之所以人们未能有正确认识，源于对桂枝一药的偏见。对桂枝最浅陋的认识，当然是只把它当解表药看。认识到桂枝能补益脾胃，当然要胜一筹。其实，桂枝还能补肾。因为据考证，《伤寒论》《金匮要略》里的桂枝，实际上就是现在的肉桂。肉桂当然能温补命门。正因为实际上用的是肉桂，故桂枝加龙骨牡蛎汤在当时其实就是能补肾的，而不仅仅是补脾。这样我们就很容易理解此方何以能治"男子失精、女子梦交"了。但在后世，因为种种原因，药物的实际使用发生了改变，人们没有再用肉桂，而逐渐演变为使用今之桂枝了。可问题在于，从古今医家的应用经验看，使用桂枝仍能达到过去实际用肉桂的效果，这说明两药的效果应该近似，故可以认为桂枝同样有温补命门的作用。

　　再回到本案，既然我认为患儿脾肾两虚，两周前因惊恐而伤肾，却何以用看似并不补肾的桂枝加龙骨牡蛎汤呢？上面这段论述已经做出了很好的解释。

点睛：桂枝·肉桂·本草考证·桂枝加龙骨牡蛎汤

反复外感，未必属虚

——反复上呼吸道感染医案二则

医案 1

W 某，女，7 岁。2016 年 6 月 29 日初诊。

妈妈代诉：反复发热 9 个多月。

病史：患儿自去年 9 月开始，几乎每月发热 1 次，有时扁桃体肿大，最近化验提示支原体抗体阳性，在用阿奇霉素治疗。平素反复口腔溃疡，易怒，乏力，纳可，大便黏。中午很好睡，晚上也好睡。面色晦滞，舌红，点刺多，苔薄白腻，脉偏滑。

处方：炒僵蚕 9g，蝉蜕 9g，大黄（后下）1g，片姜黄 6g，生栀子 6g，淡豆豉 6g，太子参 6g，甘草 3g，桔梗 6g，姜半夏 6g，茯苓 12g。7 剂。

2016 年 7 月 6 日二诊：患儿面色好转，仍易怒，乏力。大便一天 2 次，不黏。舌红，点刺多，苔薄白腻，脉偏滑。

处方：守初诊方，加矮地茶 15g，玫瑰花 3g，野菊花 3g，7 剂。

2016 年 7 月 13 日三诊：患儿面色好转，脾气好转，乏力。大便一天 2 次，不黏。舌淡红，点刺减轻，苔薄白腻，脉偏滑。

处方：守二诊方，加丹皮 6g，桑叶 6g，14 剂。

2016 年 7 月 24 日四诊：患儿脾气好转，仍感乏力。7 月 20 日发热，西医检查发现扁桃体发炎，服了 3 天阿奇霉素。舌淡红，有点刺，苔薄白，脉偏滑。

处方一：守三诊方，加蒲公英9g，生麦芽30g，生稻芽30g，3剂。

处方二：吴茱萸20g，生栀子20g，打粉，1剂，每晚取适量敷脚底心。

2016年8月7日五诊：最近患儿各方面均改善，口腔溃疡已很长时间未发。舌淡红，有点刺，苔薄白，脉偏滑。

处方：守四诊方，去生麦芽、生稻芽；加败酱草15g，炒鸡内金9g，12剂。

【按语】

2022年8月24日，一位妈妈带着一个小男孩来找我看病，说患儿反复发热，搞得一家人都很焦虑。并指着旁边一个大女孩说，您还记得她吗？是我女儿，7年前也是一样的问题，您给治了几次就好，而且她过去反复发口腔溃疡，后来也很少发了。我笑着说，7年前还是小女孩，现在长那么高，而且还佩戴口罩，我怎么认得出啊。于是问了女孩姓名，把她当年病历找了出来。确实，那还是2016年的事情，患儿服药月余，反复上呼吸道感染的情况即消失。仔细分析，可知患儿一方面反复发热，易怒，舌红而点刺多，脉偏滑，属肝气不疏，郁而化火；另一方面精力不足，反复口腔溃疡，中午晚上都好睡，属于脾虚清阳不升。故用升降散加栀子、豆豉调气机，清肝火；并用太子参健脾益气，取得显著效果。

医案2

G某，男，4岁。2021年1月24日初诊。

妈妈代诉：4个月内反复发热4次，咳嗽有痰6天。

病史：患儿近4个月来，感冒发热4次。第一次发热发生于

10 月,伴咳喘,外院诊断为喘息性支气管炎,发热多日方愈。此后三次发热伴有腹部胀满疼痛,其中一次腹部胀满疼痛较严重,另两次较轻。有一次,发热看了多次急诊,7 天才愈。最近一次发热是 1 月 18 日(在医院就诊排除新冠),目前热已退,但仍咳嗽有痰,纳呆。平时睡眠正常,但睡觉前会屏气,出汗无异常,二便可。舌苔根部薄白腻,脉偏滑数。

处方:姜半夏 6g,黄芩 6g,干姜 2g,黄连 1g,大枣 8g,太子参 6g,炙甘草 6g。7 剂。

2021 年 2 月 3 日二诊:上次看完病回家即发热,但服退热药一天就好了。服中药后,咳嗽与痰均除,胃口已开,但稍有鼻塞,夜间睡觉呼吸声有点响。舌苔薄白,脉偏滑。

处方:守初诊方,加炒白术 3g,扁豆花 1g。14 剂。

2021 年 6 月 13 日,患儿母亲就诊时告知,小朋友服药后再也没有感冒发热。

【按语】

患儿 4 个月内反复发热 4 次,父母非常焦虑。患儿最近 3 次发热都伴有腹部胀满疼痛,来诊时发热刚退,但仍有咳嗽与痰,纳呆,舌苔根部薄白腻,脉偏滑数,属气滞痰阻食积,取半夏泻心汤调畅气机、清化痰热、健脾和胃。此后 4 个多月,再未感冒发热。

以上两案或从肝治,或从痰治,虽也兼顾脾胃,但确实以祛邪为主。时人治反复上呼吸道感染多从脾虚立论,但从这两案看,也不尽然,临证当知常达变,根据患者实际情况辨证论治。

点睛:知常达变·升降散·半夏泻心汤

穷根究底辨病，清热化痰建功
——低热、眩晕医案各一则、头痛医案二则

医案 1

L 某，女，57 岁。2021 年 3 月 6 日初诊。

主诉：低热 1 个多月。

病史：2 月 1 日那天咽喉毛糙，第二天早上脚软，测体温 37.5℃，此后低热至今未愈。患者每天早上起床后 2 小时内，体温为 36.5℃，之后逐渐上升到 37.3℃，到晚上又降至 36.8℃。体温上升时，主要感觉是恶风寒，没有明显的发热感，出汗较多，特别是头汗比过去多，并没有身热。前几周打喷嚏比较多，最近无。曾多次在发热门诊就诊，均未能明显诊断。自从发热之后，又出现头痛头晕，昏昏沉沉，头顶与太阳穴胀，测血压发现高血压，过去患者长期是低血压，为此也去高血压专科就诊，西医给与降血压药物治疗，服药后血压控制在正常范围。过去患者长期是怕热的，晚上胸口烦躁，影响睡眠，最近胸口不烦躁了，但自觉后背烦躁。口不苦，但口淡，有时口干，胃纳与大便可，不感到乏力。舌淡红，脉细涩弦。

处方：党参 9g，桂枝 1g，细辛 1g，黄柏 6g，花椒 1g，乌梅 12g，干姜 1g，黄连 3g，当归 9g，熟附子 1g。7 剂。

2021 年 3 月 13 日二诊：药后恶寒与烦躁消失，余如前。追问病史，患者补充道：5 个月前开始出现鼻涕往后倒流，使劲才能从

嘴里吸出白色鼻涕，近期鼻根处胀，早上起来约1小时后（上午10点）头重脚轻，持续1天，到晚上睡觉前缓解。舌淡红，脉细涩弦。

处方：守初诊方，加柴胡30g，黄芩30g，金银花30g，连翘30g，冬瓜子30g，桃仁9g，芦根30g，薏苡仁30g。7剂。

2021年3月20日三诊：服药3剂后，头重脚轻消失，体温恢复正常，全天体温在36.5～36.9℃。唯仍感觉有鼻涕倒流，难咳出，周四晚上有一次怕冷烦躁。舌淡红，脉细涩弦。

处方：守二诊方，加金荞麦30g，桔梗15g，7剂。

药后诸症消失。

【按语】

患者素来怕热，1个多月前外感风寒后出现低热，西医发热门诊多次就诊，未能明确诊断。从中医角度看，表现为寒热错杂，既有外感风寒表现，又有风寒化热表现，只是不表现在发热上。因为患者本身怕热、夜间胸口烦躁，而表现为厥阴风热上扰之象，所以用乌梅丸治疗。然服药后仅恶寒与烦躁消失，余症如前，经再次仔细询问病情，得知患者5个月前开始出现鼻涕倒流，近期鼻根处胀，早上起来约1小时后头重脚轻，显然这是鼻窦炎的表现。所以从辨病的角度，采用和解清化方治疗，遂于初诊方中加入。仅服药3剂即热退而头重脚轻消失。于此可见，中医辨治过程中，对辨病亦不能忽视。此案所用的和解清化方，是上海中医药大学附属曙光医院黄吉赓教授经验方，我读大学时曾随黄老抄方学习，记录下此方的组成：柴胡、黄芩、金银花、连翘、冬瓜子、桃仁、芦根、薏苡仁。此方清热化痰有很好的疗效，我常用之，《半日临证半日读书》中曾有介绍。黄老习用此方于支气管扩张的治疗中，而我则常用于鼻窦炎。本案用此方，即属辨病用专方的意味。整理完此案，我又想起4年前一位屡治不愈的眩晕患者，也是通过辨病论治，按鼻窦炎治疗而获痊愈的。

医案2

Y某，男，58岁。2018年5月27日初诊。

主诉：头晕2年。

病史：两年来经常头晕，特别是劳累了更容易头晕，有身体飘的感觉。此外，经常咳嗽已5年，有痰，色白，痰容易咳出。每天都有点鼻涕，色白。两年前患荨麻疹，现在每3天要吃一粒抗过敏西药，否则即发作。平时乏力，易怒，怕热，纳可，容易出汗，大便正常，睡眠一般。2017年1月磁共振检查（MR）：双侧大脑半球、小脑半球多发病灶，考虑多发海绵状血管瘤，左侧枕叶小片出血灶可能，左侧上颌窦、右侧蝶窦、双侧筛窦炎症。两年来看了很多医生均无明显效果。舌胖而边有齿印，苔白腻，脉偏滑。

处方：炙麻黄3g，杏仁9g，生石膏（先煎）30g，甘草6g，姜半夏20g，厚朴9g，苏叶9g，生姜3g，茯苓30g，滑石30g，菊花30g。7剂。

2018年6月10日二诊：服药二三天后头晕即减轻，目前总体好转六七成。鼻涕已无，咳嗽、荨麻疹仍有。精神好转，仍怕热出汗。舌胖而边有齿印，苔白腻减轻，脉偏滑。

处方：上方加鳖甲（先煎）30g，龟甲（先煎）30g，僵蚕9g，蝉蜕9g。14剂。

2021年8月20日，其女儿来就诊时告知，其父头晕已愈，且未复发。

【按语】

本案患者苦于头晕，看了很多西医，也看了很多中医，找我看病时，还是茫茫然地问我，他究竟是什么病，怎么头晕就是一直不好。我根据他临床表现有咳嗽、鼻涕，MR 提示他左侧上颌窦、右侧蝶窦、双侧筛窦炎症，而判断其眩晕由鼻窦炎引起。故用治疗鼻窦炎常用方法之一——麻杏石甘汤合半夏厚朴汤，加菊花、滑石清热利湿治疗，仅服药二三剂，头晕即减轻。复诊后，未来再诊。3年后，其女来告父亲头晕早已痊愈。本案亦属辨病论治而获效的例证。其实，不管中医还是西医，都必须明确西医的诊断。西医就不必说了，误诊必将导致误治。我们中医，其实也要明确西医诊断，否则一样是误诊，这是不能容忍的，但是治疗则不一定。有时误诊了，或未能明确诊断（注意：误诊与未能明确诊断并不是一回事），但按照辨证论治来治，却仍能获得很好效果，甚至痊愈。但另一种情况也是有的，即遵循辨证论治，却只是泛泛地治疗，终归无效。如按辨病论治，用专病专方，却能有的放矢而取得效验。当然反过来，辨病论治，专病专方，却毫无效果也是常见的。这些经验教训，只有在临床上跌打滚爬，慢慢积累。

有意思的是，这位患者的母亲于 2022 年 8 月因头面剧痛而来就诊，以辨病为主治疗亦取得佳效。

医案 3

D 某，女，84 岁。2022 年 8 月 20 日初诊。

主诉：头痛 5 个多月。

病史：5 个多月前，在无明显诱因下出现左眼周围包括前额及左颞部刺痛，疼痛剧烈，整天都痛，精神变差，心情不佳。曾查CT，示颅脑血管 CTA 未见明显异常。核磁共振成像（MRI）：双侧放射冠区及大脑皮层下多发腔隙性脑梗死，蝶窦炎。去了很多医院，均无寸效。除整日头面痛外，口淡、口苦、口黏；早上痰多很黏，吐的时候像拉丝一样，很难吐，其他时间也有痰；稍有鼻涕，味觉减退，胃口、大便、出汗正常。舌苔白厚腻，脉弦。

处方：柴胡 30g，黄芩 30g，金银花 30g，连翘 30g，冬瓜子 30g，桃仁 9g，薏苡仁 30g，芦根 30g，玄参 30g，生麦芽 30g，天冬 15g，土茯苓 60g。7 剂。

2022 年 8 月 27 日二诊：痛如前，痰减少，舌苔白厚腻减薄，脉弦。

处方：守初诊方，加重楼 9g，紫花地丁 30g，7 剂。

2022 年 9 月 3 日三诊：周二开始，头面痛明显好转，痰减少，舌苔白厚腻减薄，脉弦。

处方：守二诊方，14 剂。

2022 年 9 月 17 日四诊：头面痛进一步好转，痰已少，口黏、口苦及味觉好转，舌苔白厚腻减薄，脉弦。

处方：守三诊方，加制半夏 20g，麦冬 15g，水牛角 30g，茵陈 20g，厚朴 9g，制南星 9g。7 剂。

2022 年 9 月 24 日五诊：诸症大减，头面痛基本消失，口苦口黏及味觉均好转，鼻涕没有了，痰也明显好转，早上痰已经没有了，或只有一点点。舌苔也明显好转，脉弦。

处方：守四诊方，去茵陈、厚朴、南星，7 剂。

【按语】

这位高龄患者整日头面痛，西医、中医看了好多位，毫无效果，心情很差。家里子女非常焦急，第一次看病时，儿孙辈四五位陪同而来。从西医角度看，我怀疑鼻窦炎引起头面痛的可能性大，在了解病史过程中，确实从患者MRI片子中能发现蝶窦炎。进一步询问病史，也存在痰与鼻涕的情况。从中医角度看，患者的舌苔厚腻，口苦痰黏，属痰热为患。取和解清化方清热化痰，并加玄参、天冬润痰，土茯苓治痰浊头痛。药后获显著疗效。

从本案患者的MRI片子中能发现蝶窦炎，而下面这位患者没有做过这方面检查，自己也否认有鼻炎或鼻窦炎病史。事实上，临床上经常遇到这样的患者，没有明显的鼻涕、鼻塞等症状，或者虽有一些这样的症状，但很轻微，或者是每天如此而不以为意，甚至医生提醒，他也否认或不相信自己有鼻炎。

医案 4

L某，女，39岁。2021年3月3日初诊。

主诉：头痛3个多月。

病史：患者3年前的春天，在无明显诱因下出现头痛，经治疗后痊愈。去年12月开始头痛复发，每日均有发作。先是眼睛周围发紧，后出现疼痛，连及两侧颞部，服用西药能缓解。神疲乏力，口黏，自觉鼻咽部有黏液、不清爽，鼻子略有不通，但否认鼻炎或鼻窦炎史。平素很少出汗，即使夏天运动也出汗少，怕冷，有点打呼噜，睡眠、胃口、二便正常。月经正常，末次月经2月6日。去年12月曾晕厥1次，半小时后醒后如常。6年前也有类似发作。形体肥胖，舌苔黄腻，脉细涩。

处方一：生麻黄6g，杏仁9g，石膏（先煎）15g，甘草6g，冬瓜皮60g，冬瓜子45g，生藕节30g，土茯苓30g，葛根30g，白芷30g，羌活9g，全蝎6g。10剂。

处方二：川芎30g，白芷20g，冰片2g，1剂，打粉，取适量吹鼻，每日2次。

2021年3月17日二诊：药后头痛未作，3月12日月经来潮，昨天结束，最近1周停药，就今日稍有头痛。鼻咽部有黏液、不清爽、鼻子不通均改善，精神、口黏好转，怕冷仍有。外用药只用过4次。舌苔薄白，脉细涩。

处方：守初诊方一，去全蝎；加炒紫苏子9g，炒莱菔子9g，炒芥子9g。14剂。

2021年5月11日随访，患者头痛之疾再未发生。

【按语】

这位患者的头痛，从西医角度看，尽管她否认鼻炎或鼻窦炎的病史，但根据其症状表现，应该诊断为鼻窦炎引起的疼痛。从中医角度看，患者疼痛先是眼睛周围发紧，继而疼痛，连及两颞侧，所以以阳明头痛为主。又结合其鼻咽部有黏液、口黏、舌苔黄腻，而知病因在痰热。故用麻杏石甘汤加冬瓜皮、冬瓜子等清解阳明之痰热，取得显著效果。患者在体质上有怕冷的表现，其脉细涩，所以虽用麻杏石甘汤，但麻黄只用中等剂量，而石膏则用小剂量，且运用的时间不宜过长，所谓中病即止。

点睛：辨病论治·专方·和解清化方·黄吉赓·鼻窦炎·麻杏石甘汤·半夏厚朴汤

咽干不惧附子，准确辨证获效

——喉痹医案

W 某，女，37 岁。2018 年 5 月 17 日初诊。

主诉：咽干咽痒 1 个多月。

病史：清明节时感冒，服抗生素后好转，但咽干、咽痒迁延不愈至今。平素畏寒、乏力，感冒后畏寒更甚，乏力嗜卧，双腿无力。出汗正常。月经周期 28 天，经期 5～6 天，量少，色暗。舌苔薄白腻，脉涩弱。

处方：炙麻黄 3g，制附子 3g，细辛 3g，党参 30g，升麻 9g，柴胡 9g，生黄芪 30g，桔梗 6g，知母 9g。7 剂。

5 月 24 日二诊：药后咽痒除，但早上仍稍有咽部异物感。精神好转，畏寒减轻。补诉：近 2 个月来多梦易醒。舌苔薄白稍腻，脉弱。

处方：守初诊方，加僵蚕 9g，蝉蜕 9g，木蝴蝶 12g，生姜 3 片，7 剂。

5 月 31 日三诊：咽痒除，咽干、畏寒大减，精神振，睡眠好转。舌苔薄白，脉弱。

处方：党参 30g，生黄芪 30g，白术 9g，升麻 9g，柴胡 9g，当归 9g，陈皮 6g，甘草 6g，制附子 3g。7 剂。

药后病愈，后介绍其家人来看病。

【按语】

感冒后咽干咽痒，一般多从风热、津伤等论治。本案患者咽干咽痒1个多月，迁延不愈，却从温阳散寒、补气升提考虑，且取得明显效果。这里的辨证要点在于患者素来畏寒乏力，感冒后畏寒更甚，乏力嗜卧，双腿无力。说明感受的是寒邪，损伤的是阳气，阳气虚弱，津不上承，故咽干咽痒。方用麻黄附子细辛汤合升陷汤加党参，药后即取得明显效果。二诊加僵蚕、蝉蜕、木蝴蝶祛风利咽，生姜散寒而利咽，病症渐愈。故治病当知常达变，不能拘泥于常规，面对患者要胸无成见，准确辨证，自能获效。

点睛：麻黄附子细辛汤·升陷汤·知常达变

邪气内陷，应升提发散

——溃疡性睑缘炎医案

Y 某，女，17 岁。2021 年 5 月 29 日初诊。

主诉：左上眼睑有红肿、脓包、睑缘肥厚 7 个月。

病史：患者小时候即反复患麦粒肿，曾手术治疗。7 个月前，左上眼睑又出现红肿、多个脓包、睑缘肥厚，至今未愈。平素畏寒，纳呆，大便干，睡眠可，出汗较一般人偏少。月经周期紊乱，经期长达 2 周，甚者 3 周，量少，色暗。面色萎黄，有黑眼圈，舌偏红，脉沉弦。

处方：麻黄 1g，附子 1g，细辛 1g，当归 9g，黄芪 30g，党参 30g，升麻 9g，柴胡 9g，陈皮 6g，白术 9g，甘草 6g，生麦芽 30g，稻芽 30g。7 剂。

2021 年 6 月 5 日二诊：药后左上眼睑之红肿、脓包有些消退。舌偏红，脉沉弦。

处方：守初诊方，加神曲 9g，全蝎 3g，焦山楂 9g，7 剂。

2021 年 6 月 12 日三诊：左上眼睑之红肿、脓包进一步消退。舌偏红，脉沉弦。

处方：守二诊方，改神曲 12g，7 剂。

2021 年 6 月 19 日四诊：左上眼睑之红肿、脓包明显消退，目前只剩下一个脓包。舌偏红紫，脉沉弦。

处方：守三诊方，去附子、细辛，7 剂。

2021 年 6 月 26 日五诊：左上眼睑只剩下一个脓包且进一步消退。胃纳与大便正常。舌偏红紫，脉沉弦。

处方：守三诊方，加炒薏苡仁 15g，7 剂。

2021 年 7 月 3 日六诊：本周情况与上周相似，最近出现右颈部淋巴结肿大、疼痛。舌偏红紫，脉沉弦。

处方：荆芥 9g，防风 9g，羌活 9g，独活 9g，甘草 6g，桔梗 6g，前胡 9g，柴胡 9g，川芎 9g，枳壳 9g，茯苓 9g，芒硝（冲服）2g，大青叶 30g，板蓝根 30g，薏苡仁 30g。7 剂。

2021 年 7 月 10 日七诊：左上眼睑的脓包基本消退，眼睑稍有肥厚，右颈部淋巴结消退。舌偏紫红，脉沉弦。

处方：守六诊方，加太子参 15g，升麻 9g，7 剂。

药后左上眼睑的脓包消退。

【按语】

患者小时候即反复患麦粒肿，还曾手术治疗，但病情依旧反复发作，使妈妈醒悟，必须找中医治疗。当时经人介绍找到北京一位擅长治疗麦粒肿、霰粒肿的老中医，花了数月完全靠中医基本消退了麦粒肿。最近这次发病已经 7 个月了，患者曾飞往北京寻找那位老中医，但老先生已经去世，又找到老中医的学生，但治之无效。初诊时见患者面色萎黄，有黑眼圈，虽天气炎热而身着长袖，纳呆而月经不调，知其脾肾阳虚、气血不足；汗少、脉象沉弦，为邪气内陷之象。故用麻黄附子细辛汤合补中益气汤，温阳益气，升提发散。药后病症逐日减退。六诊时，见右颈部淋巴结肿大、疼痛，改用荆防败毒散加芒硝，表里同治；加大青叶、板蓝根，寒温并用。服药 6 周，顽疾基本告愈。

又，关于患者的西医诊断，我曾请教两位眼科医生。她们认为，可诊断为麦粒肿或溃疡性睑缘炎，两者并无本质上的差别，但后者可能更合适一点。

点睛：邪气内陷·麻黄附子细辛汤·补中益气汤

为什么要用桂枝汤来合麻黄附子细辛汤

——鼻鼽医案

W某，男，28岁。2018年9月19日初诊。

主诉：鼻痒、打喷嚏、流清涕1个月。

病史：最近1个月来，每天鼻痒、打喷嚏、流清涕、流眼泪发作很多次，一次就要打一二十个喷嚏，一天要打100多个喷嚏。打喷嚏打得头痛，影响睡眠；伴鼻塞，有时有喘的感觉。过去怕热，现在怕冷，出汗少。舌胖，边有齿印，质偏紫，脉沉弦。

处方：生麻黄9g，细辛3g，制附子3g，桂枝9g，白芍15g，甘草6g，生姜9g，大枣15g，紫河车6g，蜂房9g。2剂。

1个月后，陪其妹就诊时告知，服上药后鼻炎即止，至今未再犯。

【按语】

患者最近1个月来，打喷嚏等症发作甚剧，一天可以打100多个喷嚏，伴有鼻痒、鼻塞、流清涕、流眼泪，其痛苦不可名状。他过去怕热，近来怕冷。请注意，患者就诊时是9月中旬，也就是说他这个夏末反而变得比过去怕冷了，此外出汗也变得困难，这一异常情况反映的是他阳气困顿，寒邪束表，所以用麻黄附子细辛汤治疗。

但是，我又为何要合用一张调和营卫而固表止汗的桂枝汤呢？

原来，我是在效法《伤寒论》里桂枝麻黄各半汤、桂枝二麻黄一汤、桂枝二越婢一汤三方合方的方法。此三方方证，均属正虚邪实，既要用麻黄剂发汗，但又怕发汗过多，所以都合用了桂枝汤补益。其中奥妙我在《伤寒论求真（上）》（此书2017年由中国中医药出版社出版）中花了很大篇幅予以论证，曾得到娄绍昆先生的激赏，这里不赘。

　　回过来说本案，因为患者怕冷，且较难出汗，鼻衄症状剧烈，确实要扶阳散寒，但他患病时间不长，而且过去是怕热的，最近才开始怕冷。所谓过犹不及，我临床上经常看到这样的情况发生在别的医生的患者身上，我自己也遇到这样的情况。所以，我怕温阳散寒用得太过反而出现副作用，因为在本案用麻黄附子细辛汤时配用了桂枝汤（且白芍剂量增加了一些），而且只开2剂药，不多开，目的是中病即止。患者一开始未来复诊，直到1个月后，他陪妹妹来看病，告诉我此方效果神奇，鼻炎的症状完全消失了，停药后也没有犯。这使我非常欣慰，仅服药2剂即收到很好效果，而且没有副作用。

　　点睛：桂枝麻黄各半汤、桂枝二麻黄一汤、桂枝二越婢一汤三方合方的方法·麻黄附子细辛汤·桂枝汤

治鹤膝风有神方

——膝关节炎医案

Z某，女，71岁。2022年1月9日初诊。

主诉：右膝肿痛2周。

病史：患者两周前，在无明显诱因下出现右膝肿痛，疼痛剧烈，活动受限，曾至华东医院骨科就诊。1月6日右膝关节MR示右膝退变，骨质增生，关节面下散在骨质吸收，髌骨及胫骨平台内侧少许骨质水肿，半月板变性，内侧半月板后角及外侧半月板前角撕裂，前、后交叉韧带肿胀，关节腔及髌上囊内中等量积液，髌下脂肪垫稍肿胀。患者平素纳呆，睡眠不安，大便正常。舌苔白腻，脉偏弱。

处方：黄芪120g，石斛45g，牛膝45g，金银花25g，远志30g。7剂。

2022年1月15日二诊：药后右膝肿痛明显好转，睡眠安，但胃中嘈杂，舌苔白腻，脉偏弱。

处方：守初诊方，改石斛40g，牛膝40g，远志25g；加苍术30g，黄柏9g，薏苡仁30g。7剂。

药后右膝肿痛消失，行动自如。

【按语】

记得在大学期间最爱读《名老中医之路》（周凤梧、张奇文、丛林主编，共三辑），读了不止一遍。王文鼎先生也是给我留下较深印象的医家之一，文中提及一治鹤膝风方，由生黄芪八两，远志、石斛、怀牛膝各四两，金银花一两组成。该方剂量极大，让人读过很难忘记。后知此方出自《验方新编》，此后在其他书籍中亦见到医家用此方的经验，如《北方医话》等。本案膝关节炎，即鹤膝风，用四神煎约一半的剂量即获得显著效果。另外，四妙散治湿热下注的膝关节炎也有很好效果，也是我习用的，因患者湿热为患，故在二诊时加入。

点睛:《名老中医之路》· 王文鼎 · 鹤膝风 · 四神煎 · 大剂量

下篇　与心谋

思　想

论"辨证四境"

——以咳嗽诊治为例

各位同道和同学们！大家好！

今天要讲的"辨证四境"的思想，始于我的大学时代，后来逐渐完善，特别是这半年我的思想越来越成熟。现在我提出来和大家讨论。

首先，让我们先看 5 张处方。你们看了之后，能不能猜得出它们分别治疗什么病？其组方思路又分别是怎么样的？

处方一：紫苏子 10g，白芥子 10g，莱菔子 10g。

我相信绝大多人都能看出这个是什么方，这没有难度。但后面我会分享一个医案，可能会出乎大家的意料。接下来看另一张处方。

处方二：瓜蒌，薤白，柴胡，白芍，枳壳，甘草，山栀。

我想多数人看得出来，这是由两张方子组成的，但是治疗什么病呢？在大家的知识储备里，这能治疗什么病？等下我会把医案拿出来，看看跟大家的知识储备是否一致。

处方三：槐角 12g，地榆 12g，滑石 12g，木香 5g，延胡索 6g，前胡 6g，桃仁 10g，桑白皮 10g，黄芩 5g，枳壳 5g。

这里有 10 味药，大家想想是治疗什么疾病或者什么病症的？

处方四：党参，黄芪，桂枝，附子，补骨脂，白术，甘草，黄连，石膏，黄柏，白头翁，金银花，阿胶，熟地黄，当归，大黄，枳实，厚朴，诃子，石榴皮，龟甲，鳖甲。

这个方子看得懂吗？它药味多，有补益的，有温阳的，有清热的，还有补血的、攻下的、收涩的、养阴的。药味很多，有些看上去是互相矛盾的。这张处方又是治疗什么的？这里面蕴含着什么治疗思路？

处方五：粉葛根 15g，板蓝根 15g，左牡蛎 15g，炒薏苡仁 15g，桃仁泥 10g，秦艽 10g，白芥子 6g。

这张处方又能治疗什么病？再请大家思考一下。

好，现在我先揭晓一半的答案，先把事实拿出来给大家看一看。至于其中的机理，还是请大家思考。后面我会公布另一半的答案。下面是第一张处方的应用场景。

1956年时，拙荆因久患崩漏症，迁延十余载，遍治无著效。一日症危，在万不得已情况下，试服了道友许君介绍的三子养亲汤，竟获意想不到的卓效。由是引起余之极大的兴趣。此后余在临床上，凡遇此症，辄以本方治之。20多年来，经治不下300例，每获良好的止血制崩之效，且取效甚速，安全可靠。

这位医者为什么会在万般无奈的情况下用此方？显然是因为这张三子养亲汤一般认为怎么可能治崩漏呢，所以医者一开始是不相信的。但他太太已经病危而又没有好办法，这时也只能试试看了。

接下来再看处方二的应用场景。

某上中学时曾患遗精病，王老师开了瓜蒌薤白加四逆散、山栀，服一剂而愈。

这位患者的姓名暂时先隐藏着，留个悬念。这张处方竟然是治疗遗精病的，大家能想到吗？

再看下一则医案。

张某，女，农民，32岁，1980年5月就诊。患者因上山砍柴归途中遇雨淋之后，出现畏寒发热，自服姜汤（生姜、红糖煎汤），未见寸效。发热头胀，全身酸软，需人予以捶击全身才能宽松一时，纳食无味，自觉口淡，舌淡微胖，苔薄白，脉沉弦而细，用化湿解毒之甘露消毒丹方加荆芥8g，柴胡10g，2剂。

药后诸症稍减，唯发热未见减轻，体温在38.5℃上下，改用清热养阴之剂未效，人体日见消瘦。疑是无黄疸型肝炎，嘱肝功能检查，结果无殊。冥思苦想，后据病家提醒"是否是脱力伤寒"，于是试用槐角地榆汤原方 3 剂。药后热霍然而净，始悟此方之神奇。

槐角地榆汤即处方三。这张方大家以前没有听说过吧，此方何以能治发热呢？

再来看应用处方四的医案。

一痢疾危症，一日痢下数十次，赤白相杂，腹痛，里急后重，病延二旬，中西医历治无效，已不能进食，神识昏糊，脉微欲绝，四肢厥冷而痛痢不止，其病已濒危殆。

处方：党参、黄芪、桂枝、附子、补骨脂、白术、甘草、黄连、石膏、黄柏、白头翁、金银花、阿胶、熟地黄、当归、大黄、枳实、厚朴、诃子、石榴皮、龟甲、鳖甲。服药第二天痢止神清，腹痛除，脉转有力，胃思纳谷。两剂病瘥。

这是一张攻补兼施的处方，大复方，但我们完全看不懂，不理解，为什么这样一个危症要用此方，而此方竟有那么好的效果。

再来看最后一则处方的医案。

丁某，男，46 岁，南京市人，1996 年 10 月 30 日来诊。
主诉：头晕目眩伴双手麻木 15 年，加重 2 个月。
病史：患者于 1986 年（原文如此，有误）始头晕目眩，呈阵发性，尤于颈部活动时加剧，经某院检查，诊为"颈椎骨质增生"，经门诊治疗，服药不详，效果欠佳。数年来，渐次加重，又现双手由麻转痛，继之两上臂麻木，十余年来，间断服用中西药物，病情未控制。2 个月前，症状骤然加剧，眩晕呈持续性，并感恶心，颈部有压迫感，转动不灵，伴臂麻木、疼痛、不能上举，曾在某医院接受中西药物治疗；又经推拿、按摩、牵引、针灸等疗法均不效，特来求诊。

刻诊：症如上述，二便尚可，舌质暗，苔白，脉弦略数。颈椎片：颈椎顺列整齐，生理弧度变直，第 4～7 颈椎边缘见中度骨质增生，以第 5、6 颈椎椎体明显，两椎之间间隙变窄。

证属痰瘀阻滞，气机不利。治拟化痰瘀，通阳气，解毒邪。

处方：粉葛根 15g，板蓝根 15g，左牡蛎 15g，炒薏苡仁 15g，桃仁泥 10g，秦艽 10g，白芥子 6g。7 剂，每日 1 剂，水煎服。

11 月 6 日复诊：患者自述服上药后，诸症减轻，舌脉同前。药已中的，效不更方，仍以上方化裁：上方加钩藤 10g，莪术 10g，以加强息风活血之力。14 剂，水煎服。

此后以本方略事加减，又服药 35 剂，症状全部消失。嘱其停药，适当做体育锻炼，以防复发。1997 年 4 月 22 日，患者因腹泻来诊，云自去年病愈后，一直未复发。

为什么这样一张处方能够治疗颈椎病？其机理何在？我想大家都会感到困惑。下面我把上述 5 则处方治病的机理，也就是答案的另一半公布出来。先看第一位医家，汪其浩先生的自述。

本方适用于一切崩漏（功能性子宫出血），有"塞流"止血之效果。但血止后，还应探本溯源，针对病因进行治疗，如虚者补之、瘀者消之、热者清之等，使本固源澄以杜复发。至于本方治崩机理，至今尚有不明处。《丹溪心法·妇人》虽有"痰多占住血海地位，因而下多者，目必渐昏……"之说，但笔者在全部治验中，则尚未观察到这种"痰多占住血海地位"的血崩例子，而大多却是属于血热、血虚、肾虚、冲任损伤者，故本方治崩原理尚有待于今

后研讨。（汪其浩医话，载《南方医话》）

大家看，三子养亲汤治疗崩漏的机理，汪其浩老中医治疗了300多例，依然没有搞清楚。这里我必须说，汪老实事求是的态度是让人肃然起敬的。我们接下来再看第二张处方的故事。

诊余，胡老谈及自己的老师一事。上中学时，胡老曾患遗精病，王祥徵老师开了瓜蒌薤白加四逆散、山栀，服一剂而愈，至今百思不得其解。（胡希恕述，冯世纶记，载《中国百年百名中医临床家丛书·胡希恕》）

原来这位青年患者是胡希恕先生。胡老说这番话时，已经是晚年了，虽然这是他的切实经历，但从他中学到晚年几十年，这张方子到底是怎么个机理，他也不知道。

至于第三张处方的使用者董汉良先生是这么说的：

槐角地榆汤是已故老中医黄载枚先生常用于退热的经验方。据其所述，此方得于民间。近查历代诸家方书亦无记载，但一直作为退热验方应用于临床。若辨证确当，疗效十分可靠，诚有立竿见影之效果。

临床常照原方套用或稍事增删，但不能客主加临。据民间所传，专治俗称为"脱力伤寒"之证。其所谓"伤寒"，遵《内经》所云"今夫热病者，皆伤寒之类也"之义，因此有发热不退之主症；其所称"脱力"，常有劳役过度，全身乏力，或懈怠倦堕之症。临床常见症状：发热不退，身热不扬，常在38～39℃，昼夜体温波动不大，且患者对体温升高不敏感，如体温升高至39℃，自觉只感微热，或无甚感觉；全身无力，四肢懈堕，不愿多动，反应迟钝，呈一派软弱无力的征象；面色多无华，纳食皆不佳，舌苔薄白，脉涩而迟。查其病因，多由失治或误治而来；或劳役过度，复受风寒雨露而发病。病程较长，久治鲜效。根据这些证候特点及诱发原因，一般可以诊断为"脱力伤寒"，也是应用此方的主要依据。其次，还有一种辅助诊断方法：在出现上述证候疑似的情况下，可嘱患者先服松针汤，即用松针（鲜）30～50g，煎服。如患者未觉松针气味或其他特殊气味者，即可确诊为"脱力伤寒"，就可用槐角地榆汤试治。一般用原方连服2剂，热即渐退，再剂热退净。热退后，以养阴生津之品如沙参、麦冬、石斛、花粉等善后调理，则康复如常。

余对此方退热的机制一直存疑，知其然而不知其所以然。今学习前人经验，结合中医理论，试以析疑，以求正明哲，并望同道，凡知其方书出处者，祈能告之。

秦伯未著《谦斋医学讲稿》，内有《种种退热法》篇，文中说："我的体会，中医对于气血，在生理上十分重视，在病理上极其注意，气郁和血瘀，认为能使机能障碍，产生多种疾患，发热是其中之一。"秦氏之论，颇有启迪，槐角地榆汤退热机制缘在于此。

此方按其组方药物的功效、主治，似与退热无涉，但追本穷源，审因论治，根据脏腑、气血的生理、病理，结合组方药物的功效及配伍关系，此方退热机制是清肠泻肺、理气活血，以消除机体的功能障碍，从而达到退热的目的。

方中黄芩清上焦肺热，桑皮泻肺清热，前胡清肃肺气，肺主皮毛，通过宣肃肺气，开达腠理，使邪热由表而出。肺与大肠相表里，清理大肠从调气活血入手，槐角、地榆苦寒清理大肠血热，配血中之血药的桃仁、血中之气药的延胡索，以协助大肠凉血活血；

广木香、枳壳入肠理气解结，使肠道气机通畅。其中滑石一味，上开泄腠理以达汗窍，下移热下行以达溺窍，为二相兼顾之品。……槐角地榆汤是一张不治热而热自退的治病求本的退热剂。凡气滞血瘀，无明显表证，无明显里证，久治不愈的慢性热证，或不明原因的低热证都可试用。（董汉良医话，载于《越医汇讲》）

《越医汇讲》这本书，我是在大学实习期间读的，但或者更早也说不定。因为之前已经在曙光医院见习了，那时常去曙光医院图书馆。2001年，我大学毕业前一两年，知道今后很可能不会经常回大学或医院图书馆看书，所以把大学和医院图书馆里不少书都复印了下来。其中就有《越医汇讲》，复印了几十页。当时我就注意到董汉良先生的这篇文章。董先生说他曾经长期对槐角地榆汤退热的机制感到困惑。后来读了秦伯未先生的文章，受到启发，才提出此方的方解。但他这样的理解到底对不对，我觉得值得怀疑，至少我读了他文章后，还是觉得对槐角地榆汤不能把握。此后十几年，偶有翻阅《越医汇讲》，再次看到此文，再次引起我的困惑，直到最近半年，我对此方突然有所领悟，并用于临床而获佳效。（邢斌按：讲座时介绍了我的医案，这里为了避免重复删去。读者可以参看本书中《我对槐角地榆汤的挖掘与运用》一文）

接下来我们再看第四则医案的医者是怎么说的。

"如此捷效，实出我初料所及……我自己也很难理解。"（裘沛然《壶天散墨》）

裘老是我们上海非常有名的老中医，我对他非常敬佩。他的《壶天散墨》在我读大学时就读过好几遍，给我很大的启发。这则医案的效果，他说完全出乎意料，他也未能理解方义。

第5张处方的来龙去脉究竟如何？我们看陈亦人教授是如何说的：

曾治患者陈某，男，34岁，1987年7月8日初诊。扁平疣病史20余年，曾多方求治乏效而来诊。……处方：粉葛根、生薏苡仁、板蓝根、左牡蛎各15g，桃仁10g，水煎服，每日1剂。

患者服上方3周，疣块减少，已能行走。续服3周，周身疣块消失……颇感意外者，患者之颈椎疾患也霍然而愈。此意外疗效，颇值深思。

诊余追思斯病斯理，中医无颈椎病病名，但据脉症，属中医痹证范畴，多由湿（痰）瘀交阻，经脉不通使然。方中葛根，功擅解肌，仲景即以葛根汤、桂枝加葛根汤方主以葛根，以治项背强，对颈椎病正相合拍，是为主药。牡蛎一味，软坚散结，化痰通络，对颈椎病痰瘀阻络，颈臂不通，上见眩晕之症亦为的对。薏苡仁甘淡微寒，利湿解毒，《神农本草经》谓："薏苡仁，味甘微寒，主筋急拘挛，不可屈伸，风湿痹。"对颈椎病之肢体拘急、麻木、疼痛等症如箭发有的，仲景之名方麻杏苡甘汤治风湿痹痛早有定论，彰其除湿气、开痹结之效。此方配葛根、牡蛎，解肌舒筋，软坚散结，升津除湿，化痰开痹。桃仁为活血化瘀之圣品，能祛瘀生新，开通经络；与葛根相配，解肌活络，对颈椎病痰瘀交阻之机，颇相吻合。

而独清热解毒之板蓝根，古今文献未载有治该病者。细究之，颈椎病多病程长久，湿（痰）瘀阻久，必生热毒，而热毒一成，与湿瘀相结，又生痰浊，加重瘀阻。现代医学也认为，颈椎病局部存在有无菌性炎症，从而引起一系列症状表现。板蓝根功善清热解毒，更有消炎清热之功，是以合拍。为验证推断，又将该方专用以治疗颈椎病，取效较好。

拆方应用发现，上方去板蓝根效差，用之则效佳。从而反证颈椎病深伏毒热蕴结，络瘀经阻之机，故以板蓝根清热解毒，配以葛根、薏苡仁、牡蛎、桃仁，可软坚散结，舒筋和络，清热除湿，对颈椎疾患，药证相应。

自此余即用上方随症加减，辨病与辨证相结合，经大量病例验证，疗效满意，尤其是对颈椎病患者的症状消除，取效迅捷，此实从"意外疗效"中之一得也。(《陈亦人医案医话》)

陈老的这张经验方，得之偶然，但陈老深入探究，并且尝试拆方，最后证明方中板蓝根是不可或缺的。这篇医话是很有意思的。但这里我想提出一个问题，诸位对陈老的说法，有没有异议？

我是有异议的。因为按照陈老的说法，如果颈椎病是热毒深伏，应该用清热解毒药，但清热解毒药很多啊，那不用板蓝根，而用其他清热解毒药来治颈椎病，是不是仍有很好的效果呢？陈老说拆方研究发现，去掉板蓝根效果不好，那是不是能换其他清热解毒药来代替板蓝根呢？如果可以，那可证明颈椎病病机是毒热深伏。如果只有板蓝根是有效的，其他药是不能代替板蓝根的，那只能说明板蓝根这味药治疗颈椎病有独特的作用，而不能证明颈椎病的病机是毒热深伏。

与此类似的，我们再看三子养亲汤治疗崩漏。进一步查文献，我查阅到《生萝卜汁治疗功能性子宫出血》《莱菔子治疗崩漏症》这些文献。这是不是促使我们思考，三子养亲汤治崩漏，到底是整张方在起作用，甚至是某种治法在起作用，还是其实是莱菔子一味药的效果。应该进一步做拆方研究，看一看究竟是怎么一回事儿。

这是可以继续研究的。

诸位，这5张处方讲完了，不知道对大家有没有触动，有没有启发？

我想应该会有。这5张处方，看上去跟所治疗的病症没有什么关系，但是确有实效。其中机理，甚至连应用者都费解，有的提出了自己的解释，有的干脆说不能理解。我认为，说不能理解的，这是一种科学精神的体现。知之为知之，不知为不知。这一点古人早就讲过。这是实事求是的态度。

今天把这5个案例，5张处方拿出来，目的是要促使大家思考，我们平时的一些观念到底对不对。

讲到这里，我们就可以进入讲座的主题了。我们应该根据什么来评价一个中医师的临床水平？是辨证论治的水平吗？理法方药丝丝入扣，就是最高的境界，这样的认识对不对？

我相信很多人就是这么认为的，根据理法方药丝丝入扣这个标准来评判，来看一个医生的水平。但是你看了这5个案例，还会这么想吗？

让我们再来看一篇文章。作者是福建省的一位名老中医，姑隐其名。他说：

多年来，我们根据《医宗金鉴》提示的湿、燥、寒、热四种痰的辨治方法，结合临床实际制订了"慢支"标证辨痰指征，从"痰"论治，从而提高了治疗急性发作期和慢性迁延期患者的临床控制率，取得较满意疗效。

《医宗金鉴》总结前人经验，指出"稠浊是热痰，沫清是寒痰，少而粘连、咯不易出是燥痰，多而易出是湿痰"。这是从痰的性状进行辨证。在此基础上，我们结合患者临床症状、体征，定出四个证型。

热痰：痰色黄或黄白或绿，质黏稠呈脓状或痰中有血丝。症见咳嗽气粗，口干，腹满，大便干，小便赤。舌质红，苔黄或白而燥。脉弦滑而数。

燥痰：少痰或无痰，不易咯出，色白或青或灰白色。症见干咳气促，口鼻咽干燥，或口渴欲饮，大便干，小便赤。舌质红而少津，少苔或无苔。脉细弦或数。

寒痰：痰量多，色白或清，呈泡沫状。症见咳嗽气短，动则喘甚，喜热饮，小便清白。舌质正常或胖淡，苔薄白滑润。脉沉紧或细缓无力。

湿痰：痰色灰白或稀或稠，易于咯出。症见咳嗽、气喘或气短，口淡发黏，胸脘满闷，肢体困重，大便不爽。舌质胖嫩，苔白。脉濡滑。

诸位，读后有何感想？

我认为，这完全是脱离临床实际的。《医宗金鉴》的论述，说"稠浊是热痰，沫清是寒痰，少而粘连、咯不易出是燥痰，多而易出是湿痰"。虽然文字很短，却是抓到了临床的要害。这位老中医为了追求形式上的"美观"，增添了很多话。看上去很正确，却完全是脱离实际。哪一个患者，是按照这样的模型来生病的？

比如一位患者，痰色是黄的，但痰量多，易于咯出，同时喜热饮，小便清白，肢体困重，大便不爽，舌质胖嫩，苔白，脉濡滑。这时他到底是寒痰，是热痰，还是湿痰，或是燥痰？

这位老中医的分型，每一种证型的脉症面面俱到，形式上很美，却没有抓要害。而且，应该说是闭门造车，想象出一种各种脉症都符合一种病因的专一证来。我说这是一种"踏空"，也可以说是"蹈虚"。"踏空"是错误的，脱离实际的。人们说很多中医不会看病，看不好病，我看与此很有关系。这种情况充斥今日的主流中医界，必须拨乱反正！

今天讲座的主题是"辨证四境"，这就是第一境，是最差劲的，叫"踏空"。接下来我们继续思考。我们来看陈潮祖教授的文章片段。他在《中医治法与方剂》（第4版）里说：

"中医治病的特点是辨证论治，辨证的关键是捕捉病机，论治的关键是确定治法，依法组方，随证遣药，所以辨证论治贯穿了理法方药四个环节。"并称该书："根据五脏生理功能发生的病理改变探索病机、确定治法、阐述方义、选择药物，体现了理法方药环环相扣，一线贯穿的编写形式。""学者若能深入理解各个环节，做到据证析理，据理立法，依法组方，随证遣药，便可应付复杂的病变。"

这就是我们平时讲的，理法方药丝丝入扣。这是很多人追求的境界，他们认为这是中医的最高境界。但是经过今天讲座一开头的5个案例的分析，大家还觉得这是最高境界吗？

我把这一境界称为"守常"，或者叫"守成"。

"守常"的"常"，指的是常规的认识、普遍的认识，多数时候这种认识是能够成立的，但是也有不少时候并不成立。

至于"守成"，就是保持之前的成就和业绩。确切地讲，用"守成"一词并不合适，那为何我会想到这一词汇呢？因为我想用"守成"一词来表达这样的想法，就是如果坚持理法方药丝丝入扣，那就只能"守成"，而中医学恐怕很难有进一步的发展。

事实上，中医在过去取得的疗效和成就，并不见得就是"丝丝入扣"的，只不过大多数人以为是这样的而已。比方说，对很多经方的理解。像炙甘草汤、温经汤这样寒热并用的方剂及其适应证，其实是很难解释的，有很多的解释是牵强附会的。所以，我这里讲的"守成"，其实"守"的是大家以为的"成"。

大多数人的认识，也就只能到这一步了，不能更深入下去了。这是因为很多人读书读得少，看不到更多；或者是因为思维能力的局限，即便看到了，也因为不符合过去的认识和一般人的认识，他不敢大胆地去想，或者是想不明白。总之，是不愿意进一步深入，所以终其一生，也就是在这一境里打转转了。成就高一点的能做到"丝丝入扣"，而成就低的连"丝丝入扣"也做不到。

当然反过来说，能够达到理法方药丝丝入扣，也已经能治好不少病，粉丝不少了，很多名医的认识水平、临床水平也就是达到这一境界。但我要说，"守常"或"守成"，"理法方药丝丝入扣"是必须要掌握的，却又是不够的！

以上是第一境和第二境，接下来我们讲第三境与第四境。

《半日临证半日读书二集》里有一篇《印会河"抓主症"与刘渡舟"抓主症"有何不同》。这篇文章介绍了印会河教授"抓主症"的思想。其实他的所谓"抓主症"，就是对辨病论治、辨证论治的深化。我们现在做一个约定，传统的辨证论治模式这样来表述：证→方。辨病论治模式表述：病→方。而辨病论治与辨证论治相结合的模式这样来表述：病+证→方。

细读印老的文章，可知他有以下几种深化模式。

第一，病+证+症→更有针对性的方。

一般认为，传统中医是辨证论治的，即证→方，尽管这种认识并不完全对，古代中医也有辨病的。现代提倡辨病论治与辨证论治相结合者的模式是病+证→方。把病的因素加入后，针对性显然会增强。而印老更增加了症的因素，也就是在病、证的基础上，深化到了症，这样选方就更精准，针对性就更强了，故印老辨治模式可总结为病＋证＋症→更有针对性的方。

第二，病→高效方。

印老说："在抓主症时，另有一类病我是以抓西医的诊断为主的，实际上就是把西医的诊断作为主症来抓。"这种讲法不妥当，抓西医诊断怎么能名之曰"抓主症"呢？循名责实，可知这种情况实际就是辨病论治。辨病论治的目的何在呢？当然是为了更有效的治疗。所以，目的在于通过辨病的思想，根据病的机理，或结合药物治疗的机理，摸索出高效方来，即专病专方。

为何能研制出专病专方？因为存在着这两种情况。

第一种情况，某些病是外因占主导地位的，患者自身的因素占次要地位，这样表现出来的常常是一种病就一个证，变化很少，相对那些变化很多的病来说，容易研究出高效的方来。这种方，除了要从病的角度去探索，也要从证的角度去探索，好在这种情况下证与病高度重叠。

第二种情况，虽然某一病是内因占主要地位的，患者千差万别，能分出不同的证来，但因为疾病机理的某些内在一致性，人们研究出某些有效药、有效方，不论何证都能应用，也成为专病专方。

所以，上述辨病论治或者说专病专方是中西医结合的产物，是中医治病方法的新发展，而与传统的辨证论治不同。印老列举了咽白喉合剂治疗白喉、活血化瘀剂治疗宫外孕、大黄牡丹汤加减方治疗阑尾炎、大剂量枳实治疗胃下垂，并赞赏这些新成果。他本人则探索用大承气汤加味治疗肠梗阻（有套叠、嵌顿者除外），以及用清咽解毒法治疗咽炎、扁桃体炎等。

很容易发现，上述实例多数都是急性病或外感病的范畴，因为此时往往是单一的病理因素占据主导地位，大多数患者表现出一样的证，所以较能实现专病专方。上述实例中只有胃下垂是慢性病，应该是患者的体质因素占据主要地位，但是这一疾病的病理因素还是相对单一的，而大剂量枳实又有针对性的药理作用，故也可以实现专病专方。

第三，病＋不一样的证→高效方。

今天看来，辨病与辨证相结合已是一个常识，但在 20 世纪五六十年代还是一个新鲜事物。印老当时在医林第一线，亲身经历，所以一定在内心留下深刻的烙印。而且，虽说辨病与辨证相结合是常识，但具体到某一病种，如何辨病论治、如何辨证论治、如何结合，那还得看医家各显神通了，疗效也因此有高下之别。

印老就在某些病种上，善于发现问题的关键，从而抓住要害症状，进行分型论治，并选用或创制出高效之方剂。也就是说，同样的从病到证，印老的分型是与众不同的，有他独到的实践经验，独到的依据（即主症）。

比如呼吸道疾病，印老抓痰。这本身好像没有什么稀奇的，其实这里有他独到经验。印老把痰分为有痰、无痰、白沫三种。有痰属湿，再分寒热。无痰，为肺燥。而痰如白沫的，印老认为这更燥，比干咳无痰还要燥，当用清燥救肺汤治疗，而这一点人们每多混淆。

故他说："这个病最易与痰饮混淆，因为它说是无痰又有痰，说有痰又不是痰，而且正好是痰的对立面（湿与燥）。对这个，病人姑妄言之说成是痰，大夫也就姑妄听之，当作痰治。殊不知，燥上加燥，正像火上添薪，含冤益疾，所以这个燥与湿一定得分明。"

在这里，"痰如白沫"，表面上就是所谓的主症，但其背后蕴含着印老诊治呼吸道疾病的真知灼见，蕴含着他对病机、对辨证依据与治疗经验的把握。请注意，印老不仅仅给出"主症"，他同时也给出了久经验证的高效方。这无疑是他对呼吸道疾病辨病、辨证论治相结合全过程的一种深化。这种深化模式，我给出了这样的示意：病＋不一样的证→高效方。

无论是哪一种深化模式，都可以说是对某些病症的深耕，所以我把第三境称为"深耕"。

所谓"深耕"，就是不满足于诊治的常法，抛开成见，细心体会和观察患者的症状与体征，探讨致病的机理，同时也研究方与药，寻找或创造出更好的治疗方法。

而第四境，我称之为"出离"。就是要敢于主动走出传统辨证论治理法方药丝丝入扣的思维模式，探索新的治疗思路与方法。新的治疗方式，有可能完全不能用既往的理论来解释，甚至截然相反。其实，只要有效，这里面就一定有道理，只是还不为我们知道而已。大家想一想，今天讲座一开头的5个案例，这就是"出离"之境。

"深耕"与"出离"两境其实很难截然分开，所以也不一定有高下之别。再说得明白点，就是第三、第四境其实都是要"深耕"的，假定"深耕"出来的东西是比较能讲得清、道得明的，那这就是"深耕"之境，如果"深耕"出来的东西不能用既往的理论来解释，甚至截然相反，这就是"出离"之境。这时，这两境是没有高下之别的。但如果达到"深耕"之境者，不能理解"出离"之境，或明明已经由于某些机缘有了新的治疗方案，譬如陈亦人教授之意外发现治疗颈椎病新方，却因为其不符合固有之理论体系而无视它，不进一步研究、验证，那这位医者虽达到"深耕"之境，却无缘于"出离"之境，此时这两境是有高下之别的。

今天我讲这些，是希望大家能知道，"踏空"之境是最差劲的，而这恰恰可能是我们的课本或指南所讲的东西，它与临床是脱节的；"守常"之境是我们很多人一生的追求，他们以为中医临床当理法方药丝丝入扣，实际上却只是一个基本的要求、一个起码的要求，我们应该做到，其实也并不难做到，这不是什么了不得的境界，我们做到了之后要看破它。如果你守着它，以为它是最高境界，那你永远没有进步和发展了；我们应该主动走到更高的两个境界，即"深耕"和"出离"。

对我自己而言，20 多年一路走来，无人指导，虽然也读书、临证、思考，有些东西甚至 20 多年前就知道，但有时候缺乏深层次的、系统的思考，所以到现在才完全领悟到这些。虽然晚了一点，但现在更明白自己要做什么。

基于这些思考，我又想到，人们常说中医要创新发展，但具体怎么创新发展呢？其实今天所讲的，我自以为能够启发所有人。

下面再介绍我在咳嗽这一病症上的"深耕"。

我治咳嗽的案例比较多，早一些的已经收录《半日临证半日读书》，晚一些的收录于《半日临证半日读书二集》，还有一些新的医案参加"大家中医"在线的"跟师抄方"栏目。这里从四个角度做一些总结，重点则在第一条，即我认为咳嗽辨证从局部讲，关键在咽和痰。

一、辨咽、辨痰

典型的咽燥咳嗽，见咽痒则咳，无痰，或很少的痰，选用自拟玄参利咽汤（玄参、僵蚕、蝉蜕、木蝴蝶、薄荷、桔梗、甘草。方中重用玄参 30 ～ 90g）。

典型的燥痰咳嗽，见痰少，且很难咯出，以致咳声连连，要把痰咯出方舒，选用清燥救肺汤或自拟玄参润痰汤（玄参、天冬、麦冬、生地黄、熟地黄、南沙参、北沙参、当归、桔梗、甘草。方中重用玄参30～90g）。

典型的寒痰咳嗽，见痰多易咯，色白清稀，多伴畏寒或仅背部畏寒，选用小青龙汤。

典型的热痰咳嗽，见黄脓痰多，选用和解清化方及黛蛤散。和解清化方是上海黄吉赓教授经验方，由柴胡、黄芩、金银花、连翘、冬瓜子、桃仁、芦根、薏苡仁等组成。其中柴胡、黄芩、金银花、连翘剂量较大，一般都用30g以上。

典型的湿痰咳嗽，见咽喉不适感（患者也可表述为咽痒）伴口腻，舌苔白腻，选用半夏厚朴汤。

以上对咳嗽的常见类型，根据咽与痰的特点进行分类，并指出其有效方药。

二、其他需要辨析的症状

下面对咳嗽或伴随咳嗽的一些特殊症状，以及某些特殊类型，谈一些用方用药的经验。

有咳嗽气往上冲感，用苏子、枇杷叶等药，即缪希雍降气法。

咽喉以下、胸膈处不舒服，用凉膈散之山栀、黄芩、连翘等药。

剧咳、顽咳，选用芍药甘草汤缓急，或取江尔逊先生的经验，参用金沸草散。江老门人余国俊先生认为，金沸草散的关键性药物是金沸草（今人多用旋覆花）、白芍、甘草3味药。

剧咳、顽咳、久咳者，还可伍用镇咳、敛咳之品，包括姜春华先生的截咳方（百部、南天竹子、天浆壳、马勃），以及腊梅花、乌梅、诃子等品。

以上五条，可以与"辨咽辨痰"相兼。

以上辨治方法主要针对患者的局部表现为主，患者的全身表现当不明显。如果患者的全身表现明显，则应比较、权衡局部与全身表现再做出判断。

三、不典型咳嗽

不典型咳嗽，多见于感冒之后，病程一般不长，咳嗽的程度也不太严重，咽不痒，或者稍微有点咽痒，痰量也不太多，则选用止嗽散。

四、证候相兼的咳嗽

最后要说的一些咳嗽，见症复杂多端，既像此，又像彼，但似乎又不是此，也不是彼，所以也可以称为不典型的咳嗽。其本质是既是此，又是彼，实际上是证候相兼。

比如，前面说咽燥咳嗽之痰，应为无痰，或有极少的痰，或易咯，或难咯。若难咯，尚宜加入利咽化痰之品，即转向玄参润痰汤意。这就是一种证候相兼。

又比如半夏厚朴汤证，咽喉不适。一方面，这种不适也包含着痒的感觉；另一方面，多数患者不可能分辨得那么清楚，可能他就会说是咽痒。所以，半夏厚朴汤证，常常可以在用此方的基础上加僵蚕、蝉衣等利咽。

此外，还有咽燥咳嗽与热痰咳嗽相兼，甚至再兼有气上冲等。此时可将相应处方合方治疗，多能取效。这样的处方，我称之为"治咳混沌汤"。

《半日临证半日读书》有较多的咳嗽案例，大家可以参看。

《半日临证半日读书二集》有《用时间轴动态分析方法来审视问题——猪苓汤合黄连阿胶汤治疗一例奇特的咳嗽医案》《炙甘草汤原来还能这么用——久咳与半夜醒来浑身僵硬医案》，介绍的是咳嗽诊治的变法，大家也可以参考。这里再介绍一些近年的医案。

医案 1

X 某，女，66 岁。2019 年 4 月 4 日初诊。

主诉：咽痒而咳 20 余年。

病史：20 余年以来，持续咽痒而咳，咳甚遗尿，无痰，无涕；不咳时亦感咽痒，痒甚则咳。纳可，大便正常。多梦。舌紫，苔薄白腻，脉弦细。

处方：玄参 30g，甘草 6g，桔梗 6g，僵蚕 9g，蝉衣 9g，薄荷（后下）3g，木蝴蝶 12g，天冬 9g，麦冬 12g，旋覆花（包）9g。14 剂。

2019 年 4 月 18 日二诊：服上药后，咽痒而咳减轻。舌紫减，苔腻减，脉弦细。

处方：守初诊方，加诃子 9g，乌梅 9g，7 剂。

1 周后随访：咽痒而咳除。

这位患者咽痒咳嗽已 20 多年，属咽燥咳嗽，用自创方玄参利咽汤加天冬、麦冬、旋覆花。服药 21 剂，病告痊愈，可谓速效。

医案 2

Z 某，女，60 岁。2020 年 9 月 19 日初诊。

主诉：反复咳嗽 7 年。

病史：7 年前开始，每年 8 月咳嗽发病，至次年 5～6 月方止，主要为干咳，曾服用中西药治疗，效果不明显。今年 7 月发病，十几分钟即发作 1 次，主要为干咳，很少有痰，大约一天中两三次咳嗽能咯出少量黏稠的黄色痰，遇冷咳嗽易发，无咽痒，但频繁清嗓子。纳眠、大便可。否认反酸及鼻炎病史，肺部检查未见异常。舌胖偏紫，边有齿印，苔黄微腻有小裂纹，脉细数。上颌窦、额窦有压痛。

处方：柴胡 30g，黄芩 30g，金银花 30g，连翘 30g，冬瓜子 30g，薏苡仁 30g，桃仁 9g，芦根 30g，玄参 30g，天冬 15g，麦冬 15g，甘草 15g，桔梗 15g，生地黄 15g，北沙参 30g。7 剂。

2020 年 9 月 26 日二诊：服药 3 剂后，能很容易地咯出几口痰，之后痰变得更少，颜色变淡，咳嗽大减。最近口微苦。舌淡红，苔薄白、根部浅黄腻，脉沉弦。

处方：守初诊方，14 剂。

2020 年 11 月初随访，药后诸症消失。

这位患者反复咳嗽达 7 年之久，中西药屡治不效。经诊治，仅服汤药数剂即获显效，两诊而痊愈，足见诊断之精准与处方之高效。诊断者何？一曰痰热，一曰痰燥，故取和解清化方与玄参润痰汤合方治之。前者由痰色黄而断之，后者由痰较难咯出、频繁清嗓子而判定；前者和解清化方是黄吉赓教授经验方，我袭用多效，后者玄参润痰汤是我自创经验方，屡用屡验。两方合用，我名之曰治咳混沌汤。当然，治咳混沌汤并没有确定的组方，而是根据咳嗽的不同方证组合而随机集合的复方。所以，有时治咳混沌汤可由小青龙汤、和解清化方、玄参利咽汤、降气法等多方组成，融温、清、宣、降、润、燥多法于一炉，别开生面。

医案 3

Q 某，男，41 岁。2020 年 11 月 7 日初诊。

主诉：反复咳嗽多年，加重1年半。

病史：患者反复咳嗽多年，最近1年半加重。每天都有咳嗽，天冷时更明显，自觉有一股气冲上来引起咽痒咳嗽，经常清嗓子，无痰，有时胸部有堵塞闷窒感。无鼻塞喷嚏，鼻窦区无压痛。2020年9月，肺部CT示两肺上叶肺气肿，肺功能检查基本正常。胃纳、大便、睡眠正常。舌淡红而胖，边有齿印，脉偏弱。

处方：玄参30g，蝉蜕9g，僵蚕9g，木蝴蝶9g，薄荷6g，桔梗9g，甘草9g，苏子30g，枇杷叶（包煎）30g，降香3g。7剂。

2020年11月14日二诊：服药两三天，咳嗽即明显好转，最近几天咳嗽已不明显了，咽痒除，清嗓子大减，胸部堵塞感消失，但胃纳欠佳。舌淡红而胖，边有齿印，脉偏弱。

处方：守上方，去降香，改苏子20g，加绿梅花6g，7剂。

2020年11月21日三诊：前几天基本不咳嗽了，近两三天稍有咳嗽，清嗓子、胸部堵塞感消失，但胃口欠佳。舌淡红而胖，边有齿印，脉偏弱。

处方：守初诊方，去薄荷、苏子、枇杷叶、降香；改玄参20g；加神曲9g，炒谷芽30g，炒麦芽30g。7剂。

2020年11月30电话随访，咳嗽基本上好了，有时晚上10点左右咳几声。

这位患者反复咳嗽多年，这一年半来经常咳嗽，但由于种种原因直到9月才去医院检查。从其CT表现看，与他咳嗽的症状并无明显联系，曾服西药也并无明显效果。我抓住气上冲引起咽痒咳嗽，且经常清嗓子，用自创玄参利咽汤合降气法治疗，仅服药二三剂即获得显著效果。

咽痒则咳，尤痰，或极少的痰，我称之为咽燥咳嗽，治疗应以利咽为主。自创之玄参利咽汤有较好效果。方中玄参宜用较大剂量，常用 30～90g。降气法，是明代名医缪希雍习用治法，但他语焉不详，我在临床观察、揣摩、试用，多年来用于多种病症，气冲咳嗽就是其中一种应用场景。降气法的主要药物是紫苏子、枇杷叶、降香。本案患者的主症符合玄参利咽汤与降气法的适应证，组方则名治咳混沌汤，故用之效如桴鼓。

医案 4（本案由陶庆医师整理）

跟邢斌老师抄方学习近 4 年，其中给我印象最深的案例是 2019 年 5 月 7 日一个焦急的妈妈带着 5 岁的小男孩到应象中医门诊，为了治疗他的剧烈咳嗽。孩子已咳嗽 10 天了，同时伴有发热，前五六天高热，这几天低热。儿童医院看过两次，某台资医院住院好几天，西医诊断为支气管肺炎，曾用达菲、甲强龙、阿奇霉素等抗病毒、抗生素、激素类药物，效果不明显。台资医院一会儿说某种不明的病毒感染，一会儿又说是光敏感导致的神经性咳嗽（据妈妈的叙述）。刻下体温 37.9℃，咳嗽连连，几乎没有停的时候，咳甚则呕吐，有痰但不会吐，自觉有气冲感，鼻塞，精神委顿，不思饮食。当时自己一看，觉得还是比较棘手的，像这么剧烈咳嗽确实少见。患儿候诊时，就咳嗽不停，我在诊室内就一直"恭听"着。看完病，他们回到候诊区等取药，我在里面还是一直听到小朋友持续不断地咳嗽，难怪妈妈那么焦虑。

邢老师仔细询问了病史，并写下舌象、脉象：舌偏紫，脉滑数。思索后疏方：炙麻黄 6g，杏仁 9g，甘草 6g，石膏（先煎）60g，炙紫菀 20g，款冬花 20g，射干 9g，姜半夏 9g，炒紫苏子 30g，枇杷叶（包煎）30g，僵蚕 9g，蝉蜕 9g，天竺子 5g，天浆壳 9g，腊梅花 6g，凤凰衣 9g，鱼腥草（后下）30g，川贝粉（冲服）5g，旋覆花

（包煎）9g，代赭石（先煎）15g；同时告知患儿母亲在天突穴、肺俞穴、涌泉穴大蒜敷贴的方法。

患儿当天服药后咳嗽即减轻，敷贴后穴位呈紫色，当晚呕吐很多痰，第二天热退，咳嗽明显好转，敷贴的穴位出水疱。3天后病愈。

这个案例给了笔者很深的印象，中医一向在老百姓心目中是"慢郎中"，但这次中药取效非常迅捷，快速缓解了患儿的痛苦，说明中医治疗急症也是有一番用武之地的，不宜妄自菲薄。同时，中医外治法也有很好的疗效，不要忽视。

陶庆医师把这一病案讲得很清楚了，我不再赘述。

医案 5（本案由杜楚薇医师整理）

M 某，男，45 岁。2017 年 4 月 15 日初诊。

主诉：咳嗽半年加重 2 周。

病史：半年前感冒后开始咳嗽，反复不愈，曾服西药无效。2周前又感冒发热，咽痛，鼻涕多，并见咳嗽加重。每晚躺下准备入睡即开始剧烈咳嗽，要持续 2～3 小时，咽痒而咳，咳嗽连连，严重影响入眠，但睡着了不咳。白天亦咳嗽剧烈，每次咳嗽往往持续一二分钟。晨起流黄脓鼻涕，鼻塞，鼻干，有痰。白天乏力，胃纳、大便正常。面色晦滞，唇紫，舌紫、胖，苔薄白腻，有舌缨线，脉弦。

处方：玄参 30g，桔梗 12g，甘草 12g，僵蚕 12g，蝉衣 12g，薄荷（后下）3g，木蝴蝶 12g，天冬 15g，麦冬 15g，柴胡 30g，黄芩 30g，金银花 30g，连翘 30g，辛夷 9g，仙鹤草 30g，生麻黄 2g，旋覆花（包煎）15g，枇杷叶（包煎）30g，苏子 30g，白芍 9g。7 剂。另嘱服熊胆胶囊，每日 0.5g，分 2 次口服。

同时配合针刺治疗（合谷等）。针刺后，患者马上觉得呼吸通畅，鼻塞完全消失。

2017年4月22日二诊：服上药1剂，咳嗽即大减，晚上躺下时剧烈咳嗽之时间明显缩短，睡眠显著改善，白天咳嗽也减轻。目前的咳嗽状态，较本次感冒之前，即近半年的常态亦好。晨起黄脓鼻涕减少，鼻塞、鼻干亦明显减轻。服药头几天大便溏，现在较正常。面色好转。舌紫减，苔前半薄白，后半薄白腻，有舌缨线，脉弦。另外，熊胆胶囊未能买到，故未服。

处方：守初诊方，加射干9g，牛蒡子9g，7剂。

2周后随访：患者因出差未带药，所以有多日未服药，上药只服了4剂。已买到熊胆胶囊，每天服用0.5g。目前唯晚上躺下后咳嗽，不甚剧烈，大概间断咳30分钟。鼻涕、鼻塞、鼻干均明显缓解，尚有轻微症状。3周后随访：药已服完，咳嗽基本痊愈，鼻涕、鼻塞、鼻干消失。

【按语】

患者半年前感冒，此后咳嗽缠绵不愈，最近再次感冒，咳嗽由此加剧。白天亦剧，晚上躺下后尤甚，无法入睡，影响休息，非常痛苦。其咳嗽的特征之一为咽痒而咳，属燥咳，当用邢老师自创玄参利咽汤；特征之二为晨起流黄脓鼻涕，晚上躺下后咳嗽最为剧烈，当属西医所谓鼻后滴流综合征。邢老师习用黄吉赓教授的和解清化方治疗。因患者兼有两个特征，故两方合用，又加天冬、麦冬利咽润痰，枇杷叶、苏子、旋覆花、白芍肃肺降气，仙鹤草利咽治咳，并用生麻黄2g，轻宣肺气，合辛夷宣通鼻窍。再合用熊胆胶囊，增强清热之效。患者服药1剂，咳嗽即大减；服完7剂，症状明显改善。证明方证对应，故效不更方。二诊加入射干、牛蒡子以助利咽，继服 7 剂（因出差等原因，3 周方才服完），困扰半年之顽固性咳嗽基本痊愈。

这个案例用的是玄参利咽汤合和解清化方，也属于治咳混沌汤的一种类型，效果也非常好。接下来介绍我学生吴舟峰医师的医案。

医案 6（吴舟峰医师医案）

S 某，女，39 岁。2020 年 8 月 27 日初诊。

主诉：咳嗽 3 个月余。

病史：患者 3 个多月前感冒，此后一直咳嗽，虽经抗生素等治疗，仍咳嗽，咽痒则咳，有少量白色痰，易咯出。夜间易醒，纳可。舌淡红，苔薄白，脉沉细。

处方：玄参 36g，甘草 9g，桔梗 6g，木蝴蝶 9g，薄荷（后下）6g，僵蚕 9g，蝉衣 9g，旋覆花（包煎）9g，白芍 15g，制半夏 18g，茯苓 30g，苏叶 9g。7 剂。

2020 年 9 月 3 日二诊：咳嗽及咳痰大减，一天仅咳 1 ～ 2 次，咽痒改善。舌脉如前。

处方：守初诊方，加白术 15g，玫瑰花 9g，7 剂。

2020 年 9 月 10 日三诊：患者咳嗽及咳痰基本消失，唯晨起有痰，色白，易咯出。舌脉如前。

处方：守二诊方，加百合 9g，女贞子 9g，7 剂。并以中成药玉屏风颗粒善后。

【按语】

患者感冒后遗留咳嗽，虽使用抗生素，但咳嗽未除，咽痒则咳，有少量痰，易咯出，取玄参利咽汤为主合金沸草散、半夏厚朴汤加减，仅数剂即效。观患者素体肺脾气虚，故后以成药玉屏风颗粒巩固疗效，预防病复。

这样的案例还有很多，包括学生的案例也很多，我就不一一列举了。大家一定会发现，我的经验与目前教科书、指南都不太相同，这就是我的"深耕"。在学习前人经验基础上，进一步深入观察、研究、实践、总结。

最后我想再举裘沛然教授的两个案例，都属于"出离"之境。

第一个案例是一位姓张的男性患者，患咳喘甚剧已半年余，备尝中西药物无效，从嘉定来看病。他主诉胸闷腹胀、不思饮食、咳痰难出、痰清稀而黏，舌上满布腻厚白苔，脉象沉缓。按照一般的看法，这是痰湿为患，然而给与看似对症的治疗，病却越治越重。

裘老说："我对这个病何尝有治愈的把握，由于他远道而来，为勉处一方。"用的是明代名医张景岳的金水六君煎，重用熟地黄45g，不料服药3剂病减，不到半月而愈。稍知中医的人都知道，按一般中医的观点，熟地黄滋腻碍胃，酿湿生痰，怎么能用在这样一个患者身上呢？！

第二个案例，患者咳嗽剧烈，痰涎如涌，病已年余，中药已服数百剂并遍尝西药，都无效果。该患者身体肥胖，舌苔白腻，胸膈支满，脉见沉弦，按照中医辨证显系痰饮一类。前医多用温肺蠲饮、运脾祛痰等法，看似都属正确的治疗，可是病情始终未能好转。裘老沿用前法，只不过用药更峻猛而已，治疗了一段时间，亦未见效，但患者因屡更多医，均无办法，又仰慕其名，故坚求继续治疗。

裘老"不得已为处一方"，药仅三味，即黄芩、龙胆草、生地黄。服 2 剂，竟收奇效，咳嗽十减其九，痰唾如涌之象亦除，又服数剂病瘥。病属痰饮，又无明显热象，用温药化痰逐饮等中医界公认的治法无效，最后反其道行之，启用黄芩、龙胆草大苦大寒，生地黄寒凉滋腻，一般认为生痰助痰之药，病却豁然。裘老说："这已不是所谓不拘一格，乃是破格的治法了！"

大家看，这两案最初都用常规方法，符合辨证论治的原理，理法方药丝丝入扣，结果屡治无效。裘老完全不按牌理出牌，"破格"而用，却收奇效！所以裘老可以说是达到了"出离"之境，而且他是自觉地达到的，这非常不容易，这正是我敬佩他的原因。

最后我们小结一下。我们一开始通过一些案例，一些处方，让大家了解到我们中医里面一些不同寻常的东西，出乎意料的东西，进而逐步把辨证论治的几个层次展现给大家。这或许会颠覆大家过去的一些认识。我说理法方药丝丝入扣并不是一个高境界，而是一个应该要达到的、起码的境界；我更希望的是，大家都要主动去追求更高的境界，就是"深耕"与"出离"两境。之后，我介绍了印会河教授是如何"深耕"的，我自己在咳嗽诊治方面是如何"深耕"的。最后介绍的，则是裘沛然教授的医案，也是在咳嗽方面，他的"出离"的医案。

今天就讲到这里，我本人和大家是一样的，希望能进一步"深耕"，遇到有"出离"的机会千万不要错过。希望我们都能达到一个比较高的境界！谢谢大家！

附记

本讲座最初于 2020 年 11 月 29 日讲于上海应象中医学堂，

2021 年 4 月 2 日又应中国中医药出版社与北京行知堂之邀，做了同一主题的讲座。后一次讲座，在线上仍能看到。这一讲座的文字稿由唐跃华医师整理，为了避免重复我做了一定的删节，并增补了几个新医案。

2022 年 10 月 28 日

附文：

十年·九年·一年·未来

按："辨证四境"讲座数月后，又值我工作20周年，于是我写下这样一篇文章。此文以最简单的语言回顾了过去，展望了未来，并揭示了我之"天命"。

2011年《半日临证半日读书》定稿时，我写了篇题为"十年"的文章作为代序。为什么题目叫"十年"，因为我是2001年毕业并开始工作的，到2011年我辞去公职和完成《半日临证半日读书》书稿，正好10年光景。

去年《半日临证半日读书二集》杀青后，我写了篇自序，并取了个戏谑的题目——邢斌，你退休后感觉怎么样啊？——发表在公众号上。此文简单回顾了我2011年之后9年的读书、临证、思考的生活。

现在，又1年过去了，我工作整整20年了。

这一年来，我常常思考：过去这些年，虽然没有虚度时光，但如果让我回到过去，重新过这20年，以我现在的眼光、现在的思考来做规划，我会怎么走好这20年。我还会想，过不了几年，我就要到"知天命"之年了。我的"天命"究竟何在？可以做的事很多，想要做的事也很多，但是时间精力都是有限的，只能捡要紧的去做。

去年我做了一次讲座，题目是"辨证四境"。先在应象中医线下讲，后在行知堂线上讲。这个讲座，准备了几个月，但往远了讲，其实有 20 年的思考。这个讲座，看起来是讲给听众听的，但同时也是讲给我自己听的。

这个讲座在准备时的思考，对我而言意义非凡。讲座中提到的两个关键词"深耕"与"出离"，是我今后若干年读书、临证、思考的主题。它们太重要了！为了它们，我重新读书。尽管也读新书，但更多的是读过去读过的书。重新读书，带着这两个关键词重新审视，认真地做笔记，摘录我需要的内容。临证也是，有意识地深耕，有意识地闯新路，看看能不能"出离"。长久以来，我最关注的当然是中医的临床思维方法，现在时刻想着"深耕"与"出离"这四个字，在读书与临证中思考和积累素材，看看能不能把中医的临床思维理理清楚。

工作 20 年之后，继续努力，继续精进！

2021 年 9 月 28 日

学研中医要有终端意识

这会是一场异常烧脑的思考之旅！

各位同道和同学们！大家好！

今天的讲座会有很多思考，希望各位能跟上我的节奏。讲座中，我会提出很多观点，但这些观点是似是而非的，所以又会不断地破解它们，可能到讲座结束的时候才会给大家一个答案。但这个答案并不意味着终点，它是一个方向，是一个新的起点，将指引我们继续努力前进。所以，我们的思考永远不会停止。

在展开这场异常烧脑的思考之旅前，我们先来看一下今天讲座的关键词——终端意识。大家肯定会问，"终端意识"是一个新名词，具体是什么意思呢？请先让我从几个案例讲起，后面我会慢慢引出"终端意识"的概念。

几个"灯笼病"案例

首先讲一个"灯笼病"的案例。我之前的讲座也引用过这个案例，今天再次引用是因为这个案例实在精彩，能反映出很多典型问题，因而一再引用。

郝某，女，72 岁，建设街居民。1978 年 7 月 21 日初诊。

患者于八九年前，曾胸痛、烦躁失眠，常感胸中如火燎，经某医院用链霉素及封闭疗法，胸痛渐除而失眠依旧。1978 年农历正月下旬，左胸肋又痛，再用前法治疗十余日则不效。4 月 8 日赴南京鼓楼医院做多项检查，证明无癌变。4 月 11 日返回，月底胸痛稍减，唯心中热不减，又觉口舌干燥起涎，两肩背亦觉火热，阅前所服方，大剂甘凉滋阴者有之，镇怯安神者有之，大剂苦寒石膏用至 120g 及黄连用至 15g 亦有之。其热始终不退。

虽为久病，不现阴虚、阳虚之象。口唇舌质暗红，苔底白浮黄，舌前无苔欠津。脉滑软不数，体温不高。气息、语声如常人。主诉心里热，时臂热，扪之却凉，口干不饮。因心里热而神烦不寐，饮食尚可，二便通调。思年高久病，迭进寒凉，谅为虚火，权用甘温之剂以除"热"。

生黄芪 15g，上党参 10g，生甘草 5g，当归身 6g，制白术 10g，广陈皮 5g，春柴胡 5g，木茯神 12g。2 剂。

7 月 25 日复诊：内热似乎减轻，口舌稍润，能睡一二小时。自又连服 2 剂，今舌部津液略增。甘温除热法既合，守方加油桂 1.5g，研细泛丸，汤药送服，意在引火归原。2 剂。

7 月 28 日三诊：初用甘温有效，续用则不效，并反复如前。主症仍为心里热，不眠，偶然合目则多梦，口中黏腻。怪病多由痰生，改以温胆汤加味。

白茯苓 12g，法半夏 10g，广陈皮 5g，陈枳壳 6g，生甘草 3g，鲜竹茹 10g，陈胆星 10g，酸枣仁 10g。3 剂。

8 月 2 日四诊：除两肘臂时有热感外，心里热甚微，精神较前安定，无干扰时可熟睡半夜。嘱再服 2 剂。

8 月 5 日五诊：疾苦一如既往，悲忧不已。疑"脏躁""百合"

之证，用甘麦大枣汤合生脉散之剂，如石投水。考血府逐瘀汤所治症目，有"心里热（身外凉，心里热，故名'灯笼病'，内有瘀血，认为虚热，愈补愈瘀，认为实火，愈凉愈凝，二三付血活热退）"及"胸痛""瞀闷""夜睡多梦""不眠""夜不安""晚发一阵热"等，此人兼而有之。其唇舌暗红，可视为瘀血外候，遂用其汤。

全当归10g，生地黄10g，桃仁泥12g，川红花10g，陈枳壳6g，生赤芍6g，生甘草6g，白桔梗5g，川芎片5g，川牛膝10g，春柴胡3g。3剂（头煎分2次服，日尽1剂）。

8月15日心里热基本消除，也可安睡四五小时。云自得病以来，从未有如今之大效，视唇舌暗红未转，臂肘微"热"。与血府逐瘀汤2剂，隔日服1剂。

9月4日睡酣食美，宿疾全瘳，并可辅助家务劳动。

体会：①其病由始迄今八九年，除唇舌暗红略干外，均为自觉症状，似属情志病（精神病）范围。②用血府逐瘀汤获效，似可说明唇舌暗红为瘀血之征。③构成情志病之病机"乃气血凝滞脑气，与脏腑气不接"。此语系王清任在癫狂梦醒汤下所述，具有重要意义。④血府之血，瘀而不活，可表现发烧。"心里热"是本病之主症，尚未"凝滞脑气"，故不取梦醒汤而用血府逐瘀汤。（龚士澄《跛鳖斋医草》）

这则医案我在大学时期读到，即摘录下来，并写下按语，准备留待今后撰写方剂辨证有关文章时选用：

本案颇能说明问题。前医用大剂甘凉滋阴者有之，镇怯安神者有之，大剂苦寒石膏用至120g，黄连用至15g亦有之。其热始终不退。龚先生思患者年高久病，迭进寒凉，谅为虚火，权用甘温之剂以除"热"，后又引火归原，再后想到怪病多由痰生，改以温胆汤加味，最后疑"脏躁""百合"之证，用甘麦大枣汤合生脉散之剂，如石投水。此辨证论治之局限性毕露无疑。最后审方论治，其效立见。龚先生的按语写得平常。

这段按语写于 2001 年 2 月 19 日，当时我是大学七年级。今日看来写得也还不错，但略嫌有点年轻气盛。当日的这段评论是从对辨证论治批评这个角度出发的。2018 年 10 月 17 日我新写了一段按语，则从方剂辨证是个异类的角度展开：

第一，灯笼病与血府逐瘀汤之间的对应关系，是王清任发现的。但是他叙述很简单，仅仅说是"身外凉，心里热"，没有讲其他脉症。

灯笼病的辨证，即病因、病位是什么呢？与血府逐瘀汤如何对应？符合我们固有的理论和知识体系吗？

第二，具体到本案。这是一个鲜活的案例，脉症详细，治疗经过也详细。我们反过来讲，如果按照固有的理论和知识体系可以很简单、很容易就能得出应该用血府逐瘀汤来治疗这个结论的话，那么如此多的医生就不会走弯路了，包括龚士澄先生本人也就不会走弯路了。这正说明，灯笼病与血府逐瘀汤的对应关系，用固有体系是不太好解释的。

所以我当年说龚士澄先生的按语写得平常，因为那么好的一则医案，他没有进行反思，没有得出方剂辨证于固有的理论与知识体系是个异类的结论。

今天，我们再从另一个角度解读：为什么前医都误治了？为什么龚士澄先生也多次误治？最后，龚士澄先生治好了，最关键的因素是什么？请大家思考。

下面再举3个"灯笼病"的案例。

第一个是徐庆云先生的医案。

20年前，余治王某，男，年近40岁，在生产队驭马车。就医时，自诉罹病2年有余，胸烧似火，胃热如焚，常露胸袒腹，不分冬夏，得凉风则感舒适，虽严寒夜眠，胸膺亦不欲盖被覆衣。曾服中药200余剂未效。患者抑郁寡言，自诉口干咽燥、不欲饮水，每于黄昏时微热，烦躁，余无异常。阅前医处方数10张，多以肝胃郁热论治，亦有按阴虚内热或气虚血亏施治者，均未获效。

忽忆王清任云："身外凉，心里热，故名灯笼病，内有血瘀。认为虚热，愈补愈瘀；认为实火，愈凉愈凝。"恍悟前医诸方未效之由。诊之脉见细涩，望之舌质黯红，面色黄黑。断为病在血分，血瘀化热。寐不欲覆被，夜眠不安，口干咽燥，乃血分之热上扰所致；热郁于营中，故饮水不多；郁热阻于胸膈，故喜露胸袒腹，遇凉则适。脉证合参，均属瘀血内着，郁热不宣之征。

遂试投血府逐瘀汤2剂，服后几无变化，想系药量过轻，遂按原方加重赤芍、川芎，倍柴胡、桔梗用量，症状略获减轻。再诊时，复加丹皮、焦栀，嘱连服数剂。时隔数日而来，病情顿减，十去七八。其后续进原方20余剂，抑郁已解，胸热尽除，夜寐安适，精神情绪正常，诸症悉除。停药后，病未复发。（此案载《黄河医话》）

我要问同样的问题！为什么前医都误治了？为什么徐庆云先生治好了，最关键的因素是什么？

再看吴惟康先生的医案。

患者，男，72岁，自诉病10余年，心中烦热，而且全身阵阵烘然而热，上冲牙齿，夜间尤甚，可是接触身体并不热，反略有凉感。每到夜晚难以入眠，大便稀薄，两胁胀痛感。屡次服用滋阴清热药，没有明显好转，但每次服舒肝丸自觉舒适，其他症状未见起效。望其舌苔薄黄，舌质暗红，切其脉沉弦而数。师从吴老诸生，见此患症状，皆诊为肝阴虚内热，可一贯煎愈之。

吴老处方为柴胡、赤芍、桃仁、红花、川芎、生地、枳壳、桔梗、牛膝、当归、青皮、竹叶，2剂，水煎服。诸生见此方药，知非一贯煎，皆惊愕，百思不得其解，遂问之所以然。先生笑曰："如阴虚为何滋阴药不解？盖非也，此证似肝肾阴虚内热，肝气不舒所致，但用药不效，必另有缘故。'身外凉，心里热，故名灯笼病，又称心里热。此病虚热者愈补愈瘀，实火者愈凉愈凝，可服三两剂活血方，热便退去。'"该男患服药2剂症状大为好转，4剂后症愈。（此案载《吴惟康学术经验集》，亦载《北方医话》，两书文字不完全一致，引文也有问题）

我要问同样的问题！为什么前医都误治了？为什么抄方学生也认识不正确？为什么吴惟康先生治好了，最关键的因素是什么？

最后举诸葛连祥先生的案例。

1955年春，住昆明市华山南路一魏姓老太太，年六十余，求余为之诊疗。自诉患胸中烦热证已一年。主诉胸中如盆火焚烧，虽饮凉水亦不减。曾服寒水石、生石膏、羚角、犀角、牛黄清心丸、紫雪丹等寒凉清火解毒类药，热皆未解。医者以引火归原法疗之，亦未奏效。余诊之脉大迟涩，无热象之脉；触其肌肤，亦无热，体温不高，其舌质紫色不泽。

忆《金匮》之言"病者如热状，烦满……其脉反无热，此为阴伏，是瘀血也，当下之"，而思其病因病机即"阴伏"：因热邪伏于经络，血瘀阻滞，热瘀互结。《医林改错》中亦列此病，名之"灯笼热"，乃血府逐瘀汤证之一。王清任谓服此方可"血活热退"。遂按原方处之。药用当归、生地、赤芍、红花、柴胡、枳壳、桔梗、川牛膝各10g，桃仁12g，川芎、甘草各7g。水煎服。

患者连服2剂，烦热顿除。[此案载《云南中医学院学报》，1986，9（3）：37]

我又要请大家回答同样的问题了！为什么前医都误治了？为什么诸葛连祥先生治好了，最关键的因素是什么？

下面再讲一个我自己的案例。

Z某，男，41岁。2021年4月17日初诊。

主诉：早上醒来胸口有一团火的感觉5年余。

病史：自觉早上醒过来，胸口有一团火的感觉，这种感觉要持续至刷完牙、洗完脸。平素入睡较慢，眠浅，近来易醒，醒后不易入睡。怕热，手脚心出汗，手比较凉。平时工作强度较大，大便调，纳可。唇紫，舌苔薄浅黄腻，有舌缨线，脉沉弦。

处方：柴胡9g，赤芍9g，炒枳壳9g，甘草3g，当归9g，桃仁9g，红花9g，桔梗6g，川芎9g，牛膝9g，生地黄12g，7剂。

2021年4月25日二诊：服药4剂后，胸口一团火的感觉好转，目前已减轻了一半。

后以血府逐瘀汤加减，服至5月29日基本康复。

这是我临床中遇到的首位"灯笼病"患者。在读《医林改错》《跛鳖斋医草》等书20多年之后，等来这样的患者。现在我想提同样的问题，假定我以前没有读过《医林改错》，没有读过龚士澄先生等人的医案，我一开始就能开对方子吗？

我看我没这本事。

我们看龚士澄、徐庆云、吴惟康、诸葛连祥诸位老中医的"灯笼病"的案例，可以发现这些患者都遭遇很多误治，很不顺利，最后这几位老中医都提到了《医林改错》血府逐瘀汤所治症目里的"灯笼病"，用了血府逐瘀汤而愈。那我们是不是应该得出这样的结论——要多读书？要读经典，做临床？

不读此书则无由悟及

我们再来看巫百康先生的一则医案以及他的观点。

我曾治一男性患者，50岁。因情志不遂而失眠。先是夜寐不安，后发展至彻夜难眠。屡服安眠药，先获小效，渐则倍其量也取效极微。后改服中药，但均按一般常法治疗，服药百余剂，亦未取效，至今已两载有余。视患者性情急躁，面有暗斑，两目红丝，烦躁不寐，头晕健忘，颈项拘急，舌质暗红，苔薄白腻，脉沉细弦涩。

此为情志所伤，忧思抑郁，肝郁血瘀，日久化火，扰乱神明，所以彻夜不寐，故循常法治疗无功。遂遵王清任"夜不能睡，用安神养血药治之不效者，此方若神"，处以血府逐瘀汤加减：丹参、赤芍、川芎、生地、桃仁、红花、枳实、牛膝、柴胡、龙骨、牡蛎、元参、合欢皮、甘草。水煎，服3剂见效，续服10剂而愈。

以活血化瘀法治失眠，教科书上多未记载，但见于王清任《医林改错》一书。如不读此书，则无由悟及。可见，教科书固然必读，古代文献也不可不读。知识广博，临证才能运用自如，得心应手。(载于《南方医话》)

针对巫百康先生的观点，我们来思考一下。"活血化瘀法治失眠"，这样的提法对不对？

我认为这种提法不正确，因为活血化瘀类方剂很多，如血府逐瘀汤、桃红四物汤、丹参饮、桂枝茯苓丸等，这些是我们常用的。不常用的，还有几百首甚至上千首，这些方剂都能治失眠吗？还是只有血府逐瘀汤能治？如果都能治，或者大多数能治，那说明活血化瘀法确实能治失眠。如果只有血府逐瘀汤能治失眠，那活血化瘀法治失眠这个说法就是错误的。

第二，他说"不读此书，则无由悟及"。巫先生都这么说了，这是不是可以说等于回答了我刚才提出的"灯笼病"引发的问题呢？

他说"古代文献也不可不读，知识广博，临证才能运用自如，得心应手"。我们是不是由此可以得出结论，就是要多读书？要"读经典，做临床"？

记载很多，验方很少

我们先不忙着下结论，再来看一看刘树农先生的医话吧。他的文章题目是"当归芍药散对妇女漏经病治验的简述"。

妇女在经过正常行经期后和在产后一个月或两个月后，经血还淋沥不止或时断时续的一种病，称作"漏经"或"漏下"。古医籍对这种病的病因和治疗的方剂，记载很多。按其实际，验方很少。

笔者在二十几年前于《皇汉医学》一书中，得到很大的启发。对这种病的治疗，采用当归芍药散。照方制成药粉，每次用开水和服3g或6g，每日服1次或2次。连续用2～3日或5～7日，即完全治愈。嗣经多次应用，确有显著疗效。如作汤剂服则不效。在笔者几十年来的治疗经验中，认为只要不是属于"缺乏自然治愈倾向的器质性疾病"范围以内的，其疗效达90%以上。其中有特别虚弱，或兼有其他病证的，则附以其他的对症方药。……为什么只宜于散服不宜于煎服？散服和煎服产生的药效有什么不同？都是值得研究的问题。（此文载于《内科名家刘树农学术经验集》）

让我们一起来思考。刘老说："古医籍对这种病的病因和治疗的方剂，记载很多。按其实际，验方很少。笔者在二十几年前于《皇汉医学》一书中，得到很大的启发。"这说明什么？

"记载很多……验方很少。"那就是说，理论与治疗的方剂很多，但未必都有效果，或者说有效的很少。

这自然让我们想起一句类似的古话——千方易得，一效难求。虽然是从方剂角度讲，但实际是一样的。虽然有的方剂的制订可能不一定有理论指导，但肯定也有很多是在理论指导下制订的。所以，这句古话也蕴含了"理论很多，一效难求"的意思。

讲到这里，我们是不是发现，刘老的这段话其实可以看作是对"要多读书"，要"读经典，做临床"这些空洞的话的回应。因为有的书并没有价值。

当然，"要多读书"，要"读经典，做临床"，这些话本身都没有错，我也经常讲，经常鼓励大家这样做，但是这毕竟还是泛泛而谈，挠痒痒却没有挠到痒处。

我们既要有因为喜欢读书而读书的心态，要经常如鲁迅所说的"随便翻翻"，这样做短期看未必"开卷有益"，但长期看一定"无心插柳柳成荫"；但同时也要有"有目的"的阅读。

如果你读书的最终目的是为了"做临床"，为了治病有效，那就要重视、珍视那些可重复的、有效的经验。

要重视、珍视那些可重复的、有效的经验

"可重复"这一定语，强调的是真正的经验。因为有的"经验"其实是虚假的经验。虚假经验又包括无意的和有意的。所谓无意的虚假经验，就是提供这经验的人，他自己并没有意识到他的经验是假的。比如，有一次他治某患者，这位患者病愈了，他以为是他治好的，把这一治疗经过整理出来，作为一则经验告诉大家。但这位患者其实是因为其他的原因而痊愈的，因为医者没有科学精神，没有思考是不是还有其他的可能性，就以为是他治好的。这是无意的虚假经验。所谓有意的虚假经验，是医生自己不老实，无中生有，假造经验。比如现在的一些老中医带徒，要写经验总结，一批一批徒弟带下来，每一批徒弟都要整理经验，但真有那么多经验吗？我看不一定吧。那不得已，就有可能要编造一些了吧。所以，经验前面我得加一个定语，就是"可重复"。

"有效"这一定语，强调的是今天我们要讨论的是治疗的问题。不包括那些诊断上的经验。

"要重视和珍视"，言下之意是那样的经验并不多。

那接下来的问题是，可重复的、有效的经验在哪里？怎么才能知道它是可重复、有效的呢？

这里要讲六个字，即"识别"，加上"验证"和"完善"。

识别 验证 完善

"识别"。怎么识别？首先是看文本自身的信息，其次是不同的文本之间的互相印证。比如这条经验来自《医林改错》。我们读了《医林改错》之后，可以知道这本书很实诚，讲了很多经验，并且附了不少验案，感觉可信度很高。这是文本自身信息带给我们的。如果这条经验，在后世的医家著作中得以重现，甚至不少医家都重复了这一经验，比如前面我们讲的血府逐瘀汤治"灯笼病"的诸位老中医医案，这又大大提高了这一经验的可信度。这是不同的文本之间的互相印证。

当然，"识别"的能力与读者的见识、阅读面、运气都有关系。一个人的见识，这是天赋，但也跟多读有关，多读了，就有了比较，有了比较就能知道好与坏，这是见识。阅读面也很重要，只有读书多，才能发现一些好东西，当然也跟运气有关。

这里顺便推荐一下陶御风老师主编的《皕一选方治验实录》，这是陶老师主持的古方筛选的课题研究成果，厚厚的两大册。所谓"古方筛选"就是从浩如烟海的古方中筛选出有临床价值的好方子来，具体的方法这里不细说。《中医方剂大辞典》收方近10万首，从这些方子里筛选出近600张方，这就是书名"皕一选方"的意思。这些方子下面都有古今医案验证，所以叫"治验实录"。

所以我们比前人幸运，也容易多了！陶老师做了这样的筛选工作，他选出很多有价值，但因为种种原因被埋没了的古方，等于是代替我们做了识别的工作。当然这还不够，我们自己还得大量阅读，并在阅读中识别。

接下来说"验证"。验证，就是我们在临床中去实践，证明或否定这些经验。前人的临床和我们还不一样，我们是在现代医学的背景下看病。所以这个"验证"，它的参照系，或者说评价标准也要把现代医学的标准加进去。

第三是"完善"。所谓"完善"就是通过我们的实践，能够让这一经验更具有可操作性，对它进行各方面的界定。比如它的主治的病机究竟是什么，针对现代医学的是什么疾病，从中医角度看，主要的脉症是什么，如果要抓主症应该怎么抓。这样，它的面目才能清晰。后学者就能比较轻松，容易地把握这条经验。

接下来，我们用"识别""验证""完善"这6个字再回过头来看血府逐瘀汤治"灯笼病"。

先站在龚士澄、徐庆云、吴惟康、诸葛连祥诸位医家的角度看。他们只看过《医林改错》，但如我前面所述，我们读《医林改错》能明显感受到这本书的经验可靠。像血府逐瘀汤所治症目，这些细节，只有非常有切实的经验的人才写得出来。所以，可以推论"灯笼病"不是子虚乌有的东西。所以王清任的东西要熟读，最好能记住，这样在临床中遇到了，就能想起来，并且敢于用王清任的经验。事实上，以上诸位医家也验证了这一经验。

从我的角度看，一是《医林改错》这一文本自身提供给我们的信息，另外就是多重文本之间的互相印证。也就是龚士澄、徐庆云、吴惟康、诸葛连祥诸位医家的验案，都说明血府逐瘀汤治灯笼病是经得起重复的。这样我的记忆肯定就深刻了，而且也更信任这一经验。等到2021年，我遇到了这样的患者，我当然很自然就会去用血府逐瘀汤，而且会相当有信心。结果确实又一次验证了这一经验。但是这样的经验还不够，还不足以把这一经验更加完善。

接下来，再来看血府逐瘀汤治失眠的经验。

首先站在巫百康先生的角度看，他也是依靠《医林改错》文本自身提供的信息。

然后再从我的角度看。读过拙作的朋友知道，我习用血府逐瘀汤治失眠，这样的案例很多。我的经验从哪里来？除了《医林改错》外，我更受到颜德馨教授的影响，颜老的书里就有血府逐瘀汤治失眠的案例。此外，民国时期的范文甫，还有《南方医话》里巫百康的医案，或许还有其他人的经验，现在我一下子想不起来，暂且不管。这是相互印证。

接下来就是我的验证。我与诸位前辈不同，我强调用原方，而不加本身具有安神作用的药物。否则就说不清了，到底是血府逐瘀汤本身的效果，还是你加了安神药物的效果呢？我十几年前就在临证中尝试不加安神药物，发现只要对证，血府逐瘀汤原方治失眠效果非常好。这在我的《半日临证半日读书》里有详细介绍和总结。

再说"完善"。我为此专门写了《我用血府逐瘀汤》的文章，这篇文章近12000字，详细介绍了我用血府逐瘀汤的渊源、思路和具体的指征，并指出王清任有药证、方证思想，他用血府逐瘀汤的思路与《方剂学》教材的论述是完全牛头不对马嘴的。文章里收录了我的医案十一则。文章后还附录了我学生的医案四则。这是我对血府逐瘀汤运用经验的一点贡献。后学者看了我的文章，再使用血府逐瘀汤就会简单很多。

讲完了血府逐瘀汤，再回过头看刘树农先生的经验。

站在刘树农先生角度看。刘老说是受《皇汉医学》影响。而《皇汉医学》曾引龚廷贤用温清饮治崩漏，在引文后汤本求真讲四物汤不如当归芍药散。刘老可能是受这一句的启发（这一点我曾请教杨大华医师，他对《皇汉医学》素有研究）。但刘老有他自己的创造。

这也是我们读书时，常遇到的一种情况，就是原书未必提供了一种可重复、有效的经验，但启发了我们，促使读者去研究，去创造（或一定程度上的创造）。

站在我们这些后学者角度看。刘老讲得清清楚楚，他的这一经验确凿无疑，而且说只有散剂有效，汤剂无效，说明这里有经验与教训在。但我为此查阅资料，却发现也有当归芍药散作汤剂治疗崩漏的临床报道。我本人还没有验证，希望妇科医生研究一下。

讲到这里，我们已经介绍了很多经验，也做了不少分析。现在稍做小结，那就是要重视、珍视可重复的、有效的经验。想办法去识别它，并参与其中，作出你的贡献，即验证它，完善它。前面所举的血府逐瘀汤治失眠，就有我的贡献。下面再举一例，我也作出过自己的贡献。

先其时啜热稀粥温覆发汗

先来看刘少轩先生的医案。

一青年渔民，体素壮健，某年夏月，午饭后汗渍未干，潜入海中捕鱼，回家时汗出甚多。自此不论冬夏昼夜常自汗出。就诊数处，服过玉屏风散及龙牡、麻黄根等，乏效。也服过桂枝汤加黄芪，均稍愈而复发。如此数年，体益疲乏，皮肤被汗渍呈灰白色，汗孔增大，肢末麻痹，头晕，饮食如常，不能参加劳动。脉浮缓，重按无力。午、晚流汗较多而上午较少，清晨未起床前，略止片刻。

仍用桂枝汤原方五味药，所不同的是嘱患者在清晨睡醒时服此方，片刻后再吃热粥一碗以助药力，静卧数小时避风。患者服药后全身温暖，四肢舒畅，汗止。再进原方加黄芪15g，服法如前，但不啜热粥，连服2剂，竟获全愈。

张志民先生将此案收入其《伤寒论方运用法》一书中，并加按语说：

此病例，前后两医，药味基本相同，惟服法不同，而治效大异。后医严格遵循原著"先其时发汗则愈"及"服已须臾，啜热稀粥一升余，以助药力。温覆令一时许，遍身絷絷，微似有汗者益佳，不可令如水流漓，病必不除"的原则，效如桴鼓。

学习了《伤寒论》，阅读了《伤寒论方运用法》之后，我也尝试运用。下面请看我的医案。

戚某，男，8岁。

平素容易出汗，刚睡着时出汗尤明显，两度用桂枝加龙骨牡蛎汤合玉屏风散治疗无效，用五倍子粉敷神阙穴亦无效。2009年4月26日改方：柴胡12g，黄芩9g，党参8g，制半夏9g，生姜3片，红枣6个，甘草3g，桂枝9g，白芍9g，生龙、牡各30g，服14剂仍无效。乃对上方稍作调整：柴胡9g，党参9g，制半夏9g，生姜3片，红枣6个，甘草3g，桂枝12g，白芍12g，生龙、牡各30g，浮小麦30g，五味子9g，并嘱晚上睡前服本方，片刻后再吃热稀粥一碗，温覆令微微出汗，然后再准备入睡。服药期间要关闭门窗避风。

几天后，患者家长电话来告：因复诊当天，还剩4月26日方1剂，故当天仍用原方，所不同者是按新医嘱服药将息，没想到当晚刚睡着时的出汗竟然消失了。次日方服新方，观察了几天，同样如此。故特电话告知，欣喜之情溢于言表。乃改用常规服药法，其汗亦再未发生。服用本方加减方两周后，患者白天的自汗也明显减轻了。

这则医案非常有意思，当然也是非常的巧，正好患者手里还有之前的一帖药，他还是吃老方子，但改变了服药时间和将息法，结果效果截然不同。这个非常有价值的医案促使我思考，当时我和我的学生张艳医师，还有几位同道合作，开展了一个课题研究。这个课题题目有点长——桂枝汤"先其时""啜热稀粥""温覆"发汗治疗睡眠相关性汗证。

因为宋本《伤寒论》54 条说：

病人脏无他病，时发热、自汗出而不愈者，此卫气不和也。先其时发汗则愈，宜桂枝汤。

大家想一想，"先其时发汗"说明什么？说明其汗是跟时间有关的。刘少轩先生的那个案例，出汗就跟时间有关。但我们临床上很少遇到这样的情况，那岂不是说我们就很少这样的应用场景？但我的医案表明，入睡后的出汗其实就是可以被"先其时发汗"治疗的，不管你什么时候睡，在睡前发汗，就是"先其时发汗"嘛。这样，还有盗汗、醒来出汗等情况就都是符合这样的应用场景的。

当时，我就杜撰了"睡眠相关性汗证"这个名字。这样就把盗汗、刚入睡时出汗、醒来之后再出汗这几种情况都包括进去了。我不知道大家注意到没有，我们平时常见盗汗、自汗，还有更年期时的烘热汗出这三种汗证，但是还有刚入睡后不久出汗，醒来之后几秒出汗，这两种情况，临床上也常能遇到。但这跟我们平时讲的盗汗的概念不符。现在我用"睡眠相关性汗证"，就可以把这两种情况和盗汗都归在一起了，因为都与睡觉有关，而我们只要睡前发汗，就可以做到"先其时发汗"了。

我与几位同道，还有张艳医师都进行了临床观察，最后由张医师做了总结。一共观察了 23 个病人，临床控制 12 例，显效 2 例，好转 1 例，无效 8 例，总有效率 60.9%。大家注意这个 60.9%，是不辨证的，就是说不管他什么表现，只要符合睡眠相关性汗证的条件，不管阴虚、阳虚，不管哪种类型，都用此方，就看这张方的效果。其实如果进一步分析，可以发现没效果的人，可能是因为他虽然是睡眠相关性汗证，但是他不符合桂枝汤的证，不是这种类型的，所以没效。

接下来再举我的医案一例。

陈某，女，64 岁。2010 年 7 月 22 日初诊。

患者以眩晕为主诉来就诊。

病史：患者 10 年前曾患眩晕，一度平复，今年又发作 2 次，最近 1 次是 6 月初，发作时头晕，视物旋转，恶心呕吐，经治疗后好转。但现在平时仍有头晕，主要为起床时一段时间感到头晕恶心，有时午睡后也如此。另外，晚上睡醒及午睡后出汗（注：不是盗汗，是醒后出汗）。口腻，眠差，早醒，早上有痰。脾气可，纳可，便调。舌苔薄白腻，脉涩。

处方：制半夏 30g，茯苓 30g，陈皮 9g，苍术 30g，川朴 9g，白蒺藜 30g，天麻 30g，钩藤（后下）30g，泽泻 30g，葛根 90g，桂枝 9g，白芍 9g，甘草 3g，生姜 3 片，红枣 6 个。7 剂。

2010 年 7 月 29 日二诊：服药 3 剂头晕即除，口腻，睡眠好转。舌苔薄腻，脉细涩。但醒来仍出汗。

处方一：制半夏 30g，茯苓 30g，陈皮 9g，苍术 30g，川朴 9g，白蒺藜 30g，天麻 30g，钩藤（后下）30g，泽泻 30g，葛根

90g。7 剂。

处方二：桂枝 9g，白芍 9g，甘草 3g，生姜 3 片，红枣 6 个，7 剂。嘱晚上睡前服药，啜热稀粥，温覆取汗。

2010 年 8 月 5 日患者来告：药后诸症均除。桂枝汤依法晚上服用 2 剂，醒来出汗即除，又服 1 剂，尚余 4 剂。

这个医案也非常有意思。这位患者，本来是因为头晕来看病的。在叙述病情当中，她讲到了她有这样一个出汗的情况，就是在晚上睡醒和午睡睡醒后出汗。这不叫盗汗，盗汗是睡着了出汗，醒来后发现身上都是汗，但已经不再出汗了。当然这属于咬文嚼字，意义不大，我们不必深究。我给她吃了我常用治疗头晕的方子，吃了 3 天头晕好了。因为她有出汗的情况，我在初诊方中也用了桂枝汤。但头晕好了，出汗并没好，那怎么办呢？我就给她开两张方子。治头晕的方子白天吃，桂枝汤晚上睡前吃，啜热稀粥，温覆取汗。结果桂枝汤依法晚上吃两帖，出汗也好了。又吃了一帖，后来还剩四帖，她没吃。这是按照"先其时""啜热稀粥""温覆"的方法取效的例子。这个医案很能说明问题。一模一样的药，只不过把它分开了，将息法改变了，效果却很不一样。

这一项研究有哪些意义呢？

首先是中医内科临床的深化。正像前面讲的，汗证的类型有新的发现。汗证的治疗方法也有深化，固然我们本来就用桂枝汤治汗证，但经过这一研究，我们细化了。具体哪些应用场景，具体怎么操作，我们都比过去知道得更具体、更清晰了。

其次是《伤寒论》及经方研究的深化。我们对桂枝汤有关条文有了更深入的认识，对桂枝汤的运用有了新的发挥。

第三是方剂学研究的深化。在我的专著《方剂学新思维》中，有"方剂运用论"一章，专门讲方剂运用的原则性与灵活性问题。通过这一研究，我们对桂枝汤将息法有了更深刻的认识，并且能意识到方剂运用的原则性具体体现在哪里。那就是用桂枝汤治疗某些汗证，要想取效，就要按先其时、啜热稀粥、温覆发汗这样的原则去做，否则就可能达不到效果。

现在让我们再从"识别""验证""完善"的角度来做一探讨。

识别。《伤寒论》作为临床经典，其文本本身就具有权威性，经方的效果也是有目共睹的，所以认真阅读《伤寒论》是值得的，我们能从中找到有临床价值的东西。同时我们要结合后世医家的论述与验案，比如刘少轩先生的医案，可以说是印证了宋本54条，给我启发。

验证。在阅读《伤寒论》、阅读刘少轩医案后，我深入思考，设想这一条文的运用场景，并在临床上遇到了这样的患者，获得了验证。

完善。在获得了初步的验证后，我进而再思考，提出了"睡眠相关性汗证"的概念，并指导张艳医师把将此作为一个课题来研究，我们与几位同道一起做临床研究，最后指导张艳医师写出论文。我们的成果发表在《中医思想者》第二辑中。大家可以看到，《伤寒论》中的一句话，也是一个经验，通过我们的思考，我们的实践，变成了一个有着清晰界定的、具有可操作性的新经验。

这个过程，有没有创新？当然有。而且我认为这远比当今所谓的"科研"有价值多了。当今的"科研"，说穿了就是跟在西医屁股后面亦步亦趋。他们出来一个什么新的指标，我们就跟着抄，拿过来用在中医身上，也不管合适不合适，这就变成"国内先进"了。这里面有没有创新啊？其实一点没有。我认为这是"科研的异化"，这种东西却在目前的体制里大行其道，真是呜呼哀哉！

我们这样的研究，不需要花什么科研经费，但是实实在在，无论是对经典，还是对临床，都很有价值。而站在后来者的角度看，我们的这一成果，是不是最标准的可重复、有效的经验啊？我觉得是清清楚楚，原原本本，可以学习、借鉴、使用的。

讲到这里，你们有没有发现这样一个问题，即今天所举的例子均为方剂的运用经验。

或者是方剂适应证，即方证的识别，如"灯笼病"；或者是更深入到方剂的剂型、用法这样的细节（其实是方剂的要素）。

这，并不是否定中医的理论！

只是今天所讲，是强调可重复、有效的经验，也就是治疗经验，所以实际上讲的就是方剂的经验（或者说是方药经验，因为今天不谈其他治疗手段）。但这并不代表理论就不重要。

可是，反过来说，理论重要也并不意味着可重复、有效的经验就不重要。因为，有了理论，并不表示可重复、有效的经验就能自然而然地被推导出来。原因在于，理法方药其实并不是环环相扣的。这一点可能会出乎很多人的意料。或者说，方剂有其独立性，并不能简单地由理法推导出来。

如果理法方药是环环相扣的，那就简单了，只要理论掌握了，一环一环接下去，就推导出方药了，或者说类似的方药都可以啊。那我们就不必单独学方剂经验了，只要掌握了前方的理论就行了。但实际上不是那么回事儿。

可能很多人一下子不能理解。我 2009 年出版的《方剂学新思维》里有"证机法方论"一章，专门讨论这一问题。书里对中医临床思维的各个环节都做了讨论，感兴趣的朋友可以去读一读。今天，其他环节我们先放一放，光说从"法"到"方"这一环节，我们就能发现它并不是紧密相扣的关系。因为，"法"下面可以有许许多多个"方"，甚至是药物的堆砌。有的是无效的，有的有一定效果，究竟哪一个才是对患者最有针对性的方呢？

正如我们前面所指出的巫百康先生"活血化瘀法治失眠"这种说法是错误的。从确立活血化瘀法，到开一张方，这之间其实有很多条道路的。同样是活血化瘀的方剂，为什么不选丹参饮，不选桂枝茯苓丸，不选桃红四物汤，不选抵当汤，不选复元活血汤，而偏偏要选血府逐瘀汤呢？这就证明了方剂绝不是治法的附庸，方剂有其自身的独立性。

讲到这里，先放一放。花开两朵，各表一枝。我们先讲另一个话题，后面再把两个话题连接起来。

"尖端"就是最高级吗？

经方大师胡希恕先生对方剂辨证曾有以下论述：

"中医辨证不只是辨六经和八纲而已，而更重要的是，还要通过它们再辨方药的适应证。"

"方剂的适应证，即简称之为方证。"

"方证是六经八纲辨证的继续，亦即辨证的尖端，中医治病有无疗效，其主要关键就在于方证是否辨的正确。"

"辨六经，析八纲，再辨方证，以至施行适方的治疗，此即辨证施治一整套的方法体系。"

这些论述出自《辨证施治概要》，是其1978年的学术报告，后收录在《中国百年百名中医临床家丛书·胡希恕》一书中。

胡老的弟子冯世纶教授，对于总结与传播乃师的学术经验有很大的贡献。他有两篇类似的文章，一篇是《辨方证是辨证的尖端》

（收录在《燕山医话》），一篇是《方证是辨证论治的尖端》（收录在《中国百年百名中医临床家丛书·胡希恕》）。

按照胡希恕先生的意思，之所以辨六经、八纲之后还要辨方证，就是因为六经、八纲辨完了，之后可以有很多方剂可选择，选哪一个呢？这就需要辨方证了。

现在让我们来思考几个问题。

首先，我们看胡老"尖端"一词，到底什么意思？它的同义词是什么？是"顶端"，还是"最高级"？

我们根据上下文的语境，可以发现，"尖端"的同义词实际上是"终端"。它并没有"最高级"的意思。揆其文义，辨证要辨到底，辨到底就要辨到方证，所以辨方证是辨证的尖端，就是要辨到底，要到终端才结束。是这么个意思。

讲了那么多，现在终于点题了！我们的讲座，终于出现了"终端"一词。

现在让我们再回顾一下。前面说"花开两朵，各表一枝"，现在这一枝，是不是和前一枝连接上了？那就是，理论固然重要，理法固然重要，但是到最后都要落实到具体的方证，也就是具体选什么方剂，这是方剂的独立性问题，也可以说是要辨方证。这是一回事，是非常重要的，也是我们过去不太强调的。

所以，我们是不是可以这样说：辨证论治要辨到底，要辨到方证＝重视、珍视可重复、有效的方剂经验＝今天的主旨＝学习、研究、运用中医要有终端意识？

这样的认识对吗？

错误！或者说，不全对！为什么呢？我们再做进一步分析。

在我看来，胡老的认识实际上是对方剂辨证的一种拯救，就是把它拉到辨证论治的固有体系中来，但其实这种认识是有问题的。

即使从《伤寒论》的体系看，这种认识也是有问题的。比如太阳病篇中有很多误治，这些误治还属于太阳病吗？如果不属于了，那怎么按六经、八纲，进而辨到方证呢？更何况临床上很多病症本身也很难按六经来辨证。

实际上，方剂辨证很多时候是一个异类，有的时候能通过辨证论治，或者说我们固有的体系来进行改造，但有的时候是格格不入的。

让我们重新回到血府逐瘀汤治"灯笼病"的诊疗现场。我想问大家，龚士澄老中医是按照先辨六经、八纲，或者是脏腑辨证，再辨方证这样的思路来看病的吗？显然不是。

当然我们可以反过来讲，事后诸葛亮地讲，因为血府逐瘀汤治疗"灯笼病"有效，我们说这是血瘀。毕竟我们还能找到患者口唇舌质暗红这一体征。我们根据这些确实可以把这纳入传统的辨证论治方法。但这有多大意思呢？

即便如此，仍有例外。如我在《半日临证半日读书》里介绍的一个案例。一3岁男孩，是我同学的儿子。他平时非常调皮捣蛋，但怕上幼儿园，到了幼儿园也不跟同龄小孩一起玩耍，常躲在一边哭泣。用血府逐瘀汤口服液，每天1支，几天后上幼儿园就不再成为问题。这样的小孩，哪里有典型的血瘀表现？按照普通辨证，怎么能辨到气滞血瘀证上面去？如果一定要纳入固有的理论与知识体系中去，就会"事后诸葛亮"地说这样的话：小儿上幼儿园爱哭，也是血瘀。这自不免滑稽。

而且，即便纳入固有的理论与知识体系中去了，我们说：小儿上幼儿园爱哭，也是血瘀；灯笼病，也是血瘀。那接下来呢？治疗血瘀证的方药很多，如何选择？随便一首化瘀的方剂都能治疗此等病症？最后还不是要关联到血府逐瘀汤？那又何必叠屋架床，多此一举呢？！

当然，我理解人们的心态。一般来说，人们喜欢一个清晰、简洁的系统。所以，拯救方剂辨证，将它纳入传统的辨证论治体系，应该是符合人们普遍心态的。

我也很盼望如此。但事实是，很多时候方剂辨证确实就是那么突兀地、没有规律地耸立在那里，至少目前是这样。

我们不能看到问题而逃避。有问题不是坏事，我们要想办法去解决它。任何一个问题的解决，都意味着中医的进步。大问题，意味着大进步；小问题，意味着小进步，小进步也是进步。

看到问题，我们可不能削足适履，强行把它塞进目前的辨证论治体系。表面上搞得像模像样，但实际上蕴含着不安定因素，善于思考的人是会发现问题而很不舒服的。

总而言之，我们应该正视它，并思考如何解决问题。

在《半日临证半日读书二集》里有《方剂辨证是一个异类》这样一篇文章。我曾经也想从病因病机的角度拯救方剂辨证，因为有效的背后一定有其机理，只是有的能用传统的理论来建构，而有的还不能。

所以我说，辨证论治要辨到底，要辨到方证≠重视、珍视可重复、有效的方剂经验。

能够拯救的，就是能纳入辨证论治体系的，当然要拯救。这块内容就是"辨证论治要辨到底，要辨到方证"，但还有一些，是没有纳入的，是拯救不了的，我们也没有搞清楚真正机理的，或者说用大家熟悉的术语是讲不清楚的。那我们是不是只能让这些不成体系的可重复、有效的方剂经验，突兀地、没有规律地耸立在那里呢？

又是问题，今天尽是问题……大家要紧紧跟上我喔！

我的想法是：

第一，必须要让大家看到这一点！知道这一情况！所以才有我今天的讲座。

为了简要地概括主题，鲜明地提出观点，我想借用前面我们讲到的"终端"二字，提出要有"终端意识"，或者说是强调"终端"！

为什么用"终端"来概括？不能用方剂辨证吗？如我们前面所讲，可重复、有效的方剂经验不仅包括对方剂适应证的识别（方剂辨证），还包括方剂应用的细节，所以用"终端"二字来概括更准确和全面，而不用方剂辨证。

而且，"终端"二字的对立面是"前端"，强调终端意识，意味着过去一直强调"前端"，而没有人强调"终端"。

过去，我们总是强调中医的理论，怕被人说我们中医是经验医学。或者因为强调理论，而看不起重视经验的人，似乎理论重于经验。人们还普遍认为理法方药一以贯之，这很容易让人觉得辨证对了，后面一路就通了，殊不知理法方药并不是环环相扣的。这些都是误区。

基于上述原因，我要强调"终端"。但强调"终端"，并不意味着"前端"就不重要，这也是需要说明的。不能"非此即彼"。

上面所说是认识层面的，另一个强调"终端"的理由是具体操作层面的。

理法与方药相比，理法数量是有限的，相对是少的，而方药数量极其庞大。比如，证的数量是 300 个左右。而方剂的数量，《中医方剂大辞典》收方 9 万多首，《皕一选方治验实录》是二百选一，实际收方 591 首。

正如前面所说，人们希望有一个清晰简洁的系统。

理法的数量有限，而且有系统，可以靠理解、推理来运用，这样便于掌握。

相反，方剂（如果还加上中药）的数量与知识是如此庞大、繁复，而且不成系统，方剂既有靠理解的地方，还有很多无法理解的地方，这就需要记忆。可以说，需要记忆的地方非常多。

可以想象，按照普遍人的心态，人们当然愿意选择容易做的事，而厌恶有难度的事。这也是我要强调"终端意识"的一个原因，那就是虽然繁复，但还是需要我们努力去学，去研究，不要畏惧。

第二，在提出观点之后，我们再来思考，我们应该具体做些什么。

作为一个个体，包括医学生、医生，也包括一部分研究者，在学习、研究、临床运用时，要有终端意识，要对终端发力，也就是要知道重点在哪里。

作为研究团体或机构，甚至学会及决策机构，应该有意识地组织力量开展与终端相关的研究。

如前面所举的《皕一选方治验实录》一书的编写，还比如我主编的《现代名医圆机活法与达方效药丛书·哮喘卷》的编写，都是例子。

但这还不够。这里，我建议要系统整理、摸清家底，在此基础上一方面要编写具有终端意识的《方剂学》与《中医内科学》（以及妇科学、儿科学……）。这样，这些不成体系的可重复、有效的方剂经验，本质上虽然还是突兀地、没有规律地耸立在那里，但是至少我们是把它们都收集在一起了，而且归在了一定的方剂下，或病症下，至少是有了一定的条理与体系。同时我建议，要组织力量验证、完善。比如前面提到的当归芍药散治经漏的问题。最后，在此基础上甚至可以做人工智能。

有了这样一个基础，学的人就会容易上手，容易取得疗效。即使因为内容多而一时半会儿没法全部掌握，将来成为医生，至少能有一本书可以随时随地查阅；研究者可以在此基础上进一步研究，我们必须在有临床实际效果的基础上开展实验研究，而不是在虚无缥缈的东西上做实验，这样我们的科研才有价值。

这就是我提出学习、研究、运用中医，要有"终端意识"的意义！

今天的讲座，我不断地提出问题，抛出论点，又不断地否定，到最后我也没有给大家一个完美的东西。但我相信，今天的讲座应该会给大家带来很多思考，也给大家指明了方向，提出了一个新的起点。希望大家从这个新起点出发，在中医发展史上作出自己的贡献！

附记：

这次讲座本应在 2022 年 3 月 15 日君和学堂讲，后因其他因素改在线上讲。读者朋友们如果想要看一下讲座实录，可以在线上找到。讲座文字稿由郭晓菁同学整理，为了避免重复，我做了一定删节和修改。

2022 年 10 月 24 日

读　书

什么是真正的学习
——我在君和学堂开学典礼上的发言

各位老师、各位同学：大家好！

今天是君和学堂的开学典礼，作为一名授课老师，我想对诸位同学说几句话。

当然，这只代表我自己的一点想法，不能代表其他老师。

我想说的是：真正的学习，耳朵代替不了眼睛和大脑！

君和学堂举办的筑基班课程非常丰富，师资力量非常强大，有很多名医名家讲课（当然，这不包括我）——这吸引了很多学员来听课。我相信，同学们一定会认真听讲。但是，我要说的是，真正的学习绝对不是用耳朵听课那么简单。

我们知道，名师出高徒，好的老师肯定是非常重要的。他能起到引领的作用、启发的作用，当然也包括知识上直接的传递。但真正的学习一定是自学，是回到家里，静静地是用自己的眼睛看书，用自己的大脑思考。日积月累，慢慢成长。

再往大处说，同学们在君和学堂的学习是短暂的，而作为医生的学习是一辈子的，我们作为新一代的中医人，一定要广泛读书，独立思考。潘华信老师以前跟我聊天，经常说中医界普遍不读书，历史上是这样，现实中也如此，所以常常是道听途说，而不免以讹传讹，最后他喜欢以一句"刘项原来不读书"做结尾。我很认同潘老师的说法，我们中医界确实多耳食之徒，以讹传讹，或者是不求甚解的地方实在是太多了。所以，我们要读原著，要独立思考，不能人云亦云，我衷心希望同学们能沉潜下来，读书，思考，做一名中医界的读书人！

让我们共勉！

谢谢大家！

邢　斌

2022 年 1 月 10 日

杨栗山与赵锡武"有表证无表邪" 论之比较

《赵锡武医疗经验》是一本薄薄的小册子，这本书里有一篇短文，仅 400 多字，叫"谈表证"。

赵氏将表证析为两种：第一种叫"有表证无表邪者"，第二种"既有表证，又有表邪"。他认为，后者就是古代所谓的温病，现在看就是传染病。

赵氏说："风寒暑湿燥热六气以生万物，六气本不为病，而人如不御严寒，不避酷暑，则亦能为病，是'以人找病'。这种表证虽是有恶寒、体痛等表证的表现，但无表邪，因六气本不病人而人自犯六气，这一类有表证无表邪者，通过调节人体功能和其营卫，则汗出热退即愈。"这是第一种表证。

第二种情况，"风寒暑湿燥热失其正，变为六淫，则害万物，而人虽深居密室不出户牖，亦难避发病，而且不分老幼，沿户传染，甚至死亡"。这种表证，虽与有表证无表邪者"现症大致相同，所不同者是既有表证，又有表邪（如细菌、病毒等），因此治法亦不同，非单独发汗所能愈"。赵氏认为，这种情况"古名为温病，俗名热病，即现在之传染病，为既有表证，亦有表邪热病，必须清热。热盛则伤阴，故须养阴；有表邪必须解毒；热盛则血浊，浊则邪不易分利，故当养阴以稀释血液。若排毒而不解毒，则徒伤正气；解毒而不排毒，则邪留体内。必须清热养阴与解毒排毒同时并举，方能无弊。然而细菌病毒及原虫等病原体是否应归纳在六淫范畴里，当今颇有争论。此有待探讨"。

赵氏这番"有表证无表邪"的论述，不禁使我联想到杨栗山《伤寒瘟疫条辨》中关于温病"有表证无表邪"的论述。只是，赵氏的论点与杨氏的说法完全相反。

杨氏作《伤寒瘟疫条辨》一书，目的是要辨析伤寒与温病的不同，针砭将治伤寒法混治温病的习弊。他说："伤寒，冬月感冒风寒之常气而发之病名也；温病，四时触受天地疵疠旱潦之杂气而发之病名也。"温病与伤寒尽管不同，两病的里证却"亦无大异"，最需明辨的，是它们在"初病解表"这"第一关节"之"天渊之别"。

表证的具体表现，伤寒与温病是相似的。但伤寒是由于风寒外入，"但有一丝表证，自当发汗解肌消散而愈"。而温病却是邪热内攻，"凡见表证，皆里证郁结浮越于外也，虽有表证，实无表邪，断无正发汗之理"。因为"古今医家俱将温病与伤寒看成一证"，所以今人"一遇温病，便以为伤寒，遂引经论'先解其表，乃攻其里'之说"，这就造成很多的误治与坏病。

研读《伤寒瘟疫条辨》，可知杨氏所论之温病应该是现代的烈性传染病，而伤寒应该是普通感冒。当然，杨氏把伤寒视作普通感冒的观点未必正确，但这里姑且置之不论。

回过头来，再看赵氏所论。他所谓的第一种表证，"有表证无表邪者"，其实就是普通感冒，表解则汗出热退而愈。第二种表证，是有表证又有表邪，这里的表邪指细菌、病毒等病原微生物。既然不仅仅是表证，那光解表就不行了。因为有表邪（也就是病原微生物），且性质属热，那就要清热，要解毒；因为热盛伤阴，热盛血浊，则又需养阴，养阴又寓稀释血液的作用；但光解毒也是不行的，不能让毒留在体内，因而还要排毒。按赵氏文义，这排毒就是解表。所以，对第二类表证，也就是传染病，要解表、排毒、解毒、清热、养阴，多管齐下。

显然赵氏想表达观点的实质，与杨氏是一致的。那就是要分清普通感冒与传染病的不同。普通感冒的初期，解表即愈。传染病初期也会有表证的临床表现，但这不是解表所能治愈的。这种情况，按杨氏的经验应以清里为主，升降散是总方；而赵氏虽也用解表，但这解表的蕴含着排毒的意思，并且必须同时予以解毒、清热、养阴，多管齐下。

有意思的是，两位前贤观点的精神实质是类似的，而具体的解释却截然相反。杨氏以传染病为"有表证无表邪"，赵氏却把传染病视作"既有表证，又有表邪"。

杨氏是清时人，欲令业医者分清温病与伤寒之大异，而不再"以伤寒混治温病"，故有温病"有表证无表邪"之新理论。

赵氏是20世纪人，从其表述看，他具备了一定的西医知识，知道细菌、病毒之类的病原微生物。但遗憾的是，他的认识并不准确。普通感冒，其实也是源于病原微生物的。根据片面的病原微生物及传染病（或者是感染性疾病）的知识，再结合固有的中医学理论，赵氏构建了一个新的关于表证的学说。当然，不必苛求前贤，这离不开时代的因素和老中医的自身知识结构。赵氏欲构建这一学说，本身也是与时俱进的一种表现，这是值得肯定的。

两种理论，精神实质是类似的，具体表达却截然相反。这一现象，颇堪玩味。我相信，可以确信的是杨氏与赵氏所论，都是基于临床事实与他们各自的临床经验的。至于是先有临床经验，还是先有假说，然后再验证，这很难说。但不管如何，我们可从两位前贤

"有表证无表邪"论的梳理与比较中了解到这一事实，那就是临床事实与临床经验永远是第一位的。

2022 年 3 月 29 ～ 31 日

附记：

说起赵锡武先生，还是很亲切的。读其书，还是在大学时。又因为段逸山教授的引荐，我结识了朱邦贤教授。印象中，应该是大学四年级的时候，某个周末，朱老师特意到办公室来接待我，聊了一个下午。其中不少话题是跟赵锡武先生有关的，因为朱老师是赵老的硕士研究生，他是"文革"后首批中医研究生。在随后的寒假里，我跟随朱老师上门诊，抄过几次方。虽 20 多年过去了，往事历历在目。

2022 年 3 月 31 日

名为科学家，实则顽固派

赵洪钧先生的名著《近代中西医论争史》取材宏富，议论精彩。近读其书，发现书中引用汪精卫的一则言论，若我们不因人废言，则不得不承认汪的观点甚为睿智。

事情是这样的。

孙中山先生在 1925 年 1 月 20 日发现黄疸及肝肿大，当天即入住协和医院并手术，术后诊断为肝癌，视为不治之症。当协和医院宣布束手后，以张静江为首者积极主张请中医治疗，但同时也有反对意见，遂引起了一场争论，其中最著名的发生于汤尔和与汪精卫之间。

汤氏质问汪精卫说：

"我敢放肆说一句，中医要讲医理那是完全站不住的。退十步说，现在业中医的先生们实无'论病'之可能，不要说是'治病'为什么呢？若使我们同他讲癌的形状、种类、转移等，他说那是外国话。我们就问他中医所必须知道的事情，如同心肝脾肺肾的位置，相火是什么东西，中医有几种解释法？王勋臣看不懂的一层破膜是什么？甚至于问他寸关尺的部位，恐怕他也不见得清楚。这种'数典忘祖'的朋友，如何可以把生命交给他制裁！"

汪氏则答道：

"凡是有科学思想的人，都是很虚心的，都知道现在的科学对于世界万物所知道的还很少，所不知道的还是很多。例如癌病，科学今日尚未能发现特效药。至于将来能否发现，是科学家发现还是非科学家偶然发现而为科学家所注意，现在无人敢说肯定的话。如果有人肯定说非科学家不能发现特效药，科学家尚未发现，其他一切人类便无发现之可能。那么，我就要以汤先生的话赠他道：'这是名为科学家，实则顽固派'。"

汪氏有两句话于我心有戚戚焉。第一句是"凡是有科学思想的人，都是很虚心的"。与之相反，认为真理在握，与自己不同的便是错误的，这说明他根本不懂科学是发展的，今天认为正确的，明天很可能就会被推翻；今天认为是错误的，明天也有可能会被认为是正确的。但不管如何，我们都应该尊重事实，无论如何不能因为对这个事实的说理是不符合今天的科学的，而不仅否定这个说理并且连带把这个事实也一笔抹杀了。说不定恰恰是这个事实蕴含着推动科学发展的因素。懂这个道理的人，内心深处一定是谦逊的。

另一句话则可能出自汤尔和，而被汪精卫原话奉还，即"这是名为科学家，实则顽固派"。经历渐多之后，我发现很多时候从事某个职业的人，他完全不具备这个职业所需要的精神，这个职业对他来说真的只是一个饭碗。有的人自己知道自己就是混混，而有的人还不自知。如汪精卫指出的所谓的科学家，还包括近代中西医论争史上一些著名的反中医者。当然他们未必时时刻刻无科学精神，只能说至少从反中医这一点上，可以看出他们本该具备的科学精神究竟有几分成色。

又比如若干年前，我曾遇到一位著名西医，却很有虚玄的味道。交流中他说黑眼圈意味着过敏性鼻炎。谁谁谁有黑眼圈，他一定有过敏性鼻炎。但对方否认自己有过敏性鼻炎。他说，你一定有，只不过你暂时没有症状，将来你一定会表现出来，但是有可能你到死还没有出现症状。这样的言论，不可证伪，毫无意义。我当时很惊讶，面前这位八旬老者竟然是著名医院的著名专家？！

相反，也有中医而毫无虚玄味道，却深具科学精神的。所以，任何时候我们不能看一个人的标签，而应从其言论窥其实质。

2022 年 9 月 6 日

读赵炳南先生治湿疹经验而生叹

赵炳南先生诊治湿疹的经验，载于《赵炳南临床经验集》"湿疹""婴儿湿疹""异位性皮炎"等医案及"经验方与常用方"等篇章中。

据"湿疹"篇9则医案后整理者的按语，赵老认为"湿"是本病的主要病因，湿邪久蕴必然化热，所以湿热是本病的主要矛盾。

成人湿疹，主要分为两种类型，即热盛型和湿盛型。热盛型用龙胆泻肝汤加减（龙胆草、黄芩、黄连、泽泻、栀子、生地、车前草、木通、连翘、槐花、生甘草），湿盛型用除湿胃苓汤加减（厚朴、陈皮、泽泻、黄柏、茯苓、猪苓、枳壳、薏苡仁、白术、车前子）。此外，湿热蕴结日久，即顽湿，用全虫方加减（全虫、猪牙皂角、皂角刺、黄柏、枳壳、苦参、白鲜皮、威灵仙、生槐花）。

据"婴儿湿疹"篇后整理者的按语，婴儿湿疹也分为热盛型与湿盛型两类。前者用消风导赤汤加减（金银花、生槐花、黄芩、竹叶、灯芯、生地、白鲜皮、丹皮、绿豆衣、车前草、滑石、生甘草），湿盛型则用除湿汤加减（苍术、白术、茯苓、槐花、厚朴、陈皮、枳壳、槟榔、车前子、炙甘草）。

但细读赵老医案，可知其所用方药虽大体与其学生的整理相吻合，但尚有一些细节上的不同。这种不同，一方面可以理解为赵老在不断地摸索，因而显得比较"活"；但另一方面，或许也可理解为他在用药上的随意性。如在两则成人湿疹医案中分别用到羚羊角粉与玳瑁，读者想了解的是它们的效果较一般药物如何，而整理者未能涉及。

另一让读者有疑惑的地方是，赵老治一例慢性泛发性湿疹患者，先用全虫方加减（但没有用猪牙皂角、皂角刺等），后用龙胆泻肝汤加减（加味之川楝皮重用一两，白鲜皮重用二两），均不应，改用秦艽丸加减（乌蛇、秦艽、防风、黄芪、苦参、漏芦、黄连、白鲜皮、威灵仙）而愈。如前所述，全虫方本是赵老治顽湿之验方，此案用之却无效。此中缘由不应该详加讨论吗？是因为没有用猪牙皂角、皂角刺吗？而最终获效的秦艽丸，同样应该好好讨论一下。赵老是偶一用之，偶然获效；还是广为运用，屡用有效？此方与全虫丸比较，在顽固性湿疹方面，谁的效果更好？

再看"异位性皮炎"篇，《赵炳南临床经验集》中只提供了一则医案，而且没有专门的经验总结，但这则医案的用方恰恰就是秦艽丸加减（乌蛇、秦艽、苦参、漏芦、黄连、川芎、白鲜皮、苍白术、防风、黄芪）。而异位性皮炎正是一种非常顽固的湿疹。

读书至此，不免生叹。顽固性湿疹是临床难治的疾病，《赵炳南临床经验集》中虽提及赵老验方全虫方能治顽湿，却无验案支撑，反倒是提供了秦艽丸治验两则。我们很想知道后来如何：赵老有没有穷追不舍，直捣黄龙？秦艽丸成功了，还是偶然获效？整理者语焉不详，这就只能有待我们这些后来者探索了。

2021 年 11 月 9 日

附记：

承北京中医医院皮肤科李伯华医师告知，我的揣测是对的。赵老治湿疹，晚年常用秦艽丸，后又在秦艽丸基础上化裁出秦艽五味方（秦艽、黄连、漏芦、乌梢蛇、白花蛇舌草），并常与"四藤"（天仙藤、首乌藤、钩藤、鸡血藤）合方。

2022 年 11 月 4 日

李翰卿谈中医、西医之间存在的两大问题

最近重读一些老书，颇有所获。比如，李翰卿先生对中医、西医，以及中西医结合的看法，我觉得非常平正而通透，无酸腐气，深得我心。李先生认为：

中医、西医各有长处，应该互相学习，尝说："西医没有长处就不能发展，中医没长处就不能存在。它们的存在和发展证明它们各有长处。"他认为西医的输血、输液、某些手术，对某些疾病局部认识的深刻，就是西医的长处（邢斌按：李先生1972年逝世，他的这些话应该是在20世纪五六十年代说的，现在的西医较之那时显然又有不少发展）。中医的全面认识、辨证论治和对某些病理生理的深广，就是中医的长处（邢斌按：这句话有点不通，但不影响理解）。然这种看法是现在的看法，将来还可能改变。李老在诊断疾病之余常对我（邢斌按："我"指整理者朱进忠先生）说中医、西医之间存在着两大问题：一、只看到自己的优点看不到自己的缺点。二、不是以实践为检验真理的标准看问题，而是以自己固有的观念看问题。前一种观点的西医看到中医的缺点即牢记在心，大书特书说某病中医没治好而用西医手术治好了，可是他没有看见他还有很多病没治好，中医一治就好了，例如：感冒有些就用西药一直不愈，而我用一剂中药就好了（邢斌按：李先生太谦虚了，只用感

冒举例子，实际上他治好了很多疑难病症）。某些中医看到西医的缺点又大说西医不能治病，这也不是事实（邢斌按："人贵有自知之明"，小时候听到这句话觉得很奇怪，怎么人对自己都会不了解呢？这有何可贵的？长大后方知，大多数人恰恰无自知之明。而这大多数人中的绝大多数，又是高看了自己，自以为是，而少数人是缺乏自信的。总之，能有自知之明的是少数。现如今，网络发达了，随便谁，阿狗阿猫都能在手机上指点江山，所以网上戾气才那么重。话说回来，中医里头，自以为是者多，看不到西医的优点。西医里头，其实妄人也不少。这是很可悲的）。后一种问题的关键是如何对待科学发展的问题，科学是以事实为根据的，凡是在实践中证明存在的，就说明它是科学的，至于它的道理有时可能认识不清，我们决不可因为一时认识不清而否定它的科学性，中医的某些理论应用现代科学去解释有些是不通的，但它经过广大中医实践数千年证明是存在的，所以它就是科学的，我们只能通过科学的进步去认识，决不可一概否定，否则合理的、科学的东西就会抛弃（邢斌按：关于中医是不是"科学"，历来争论不休。很大程度上，是因为到底什么是"科学"认识不一致。譬如这里，李先生未必意识到"科学"究竟该如何定义其实是个问题。根据本文的语境，我认为文中有几处"科学"，做点修改或索性删掉，可能会表达得更准确一点。我试着来改一下：后一种问题的关键是如何对待科学发展的问题，科学是以事实为根据的，凡是在实践中证明存在的，就说明它是有道理的，至于它的道理有时可能认识不清，我们决不可因为一时认识不清而否定它的科学性，中医的某些理论应用现代科学去解释有些是不通的，但它经过广大中医实践数千年证明是存在的，所以它一定蕴含着科学的因素，我们只能通过科学的进步去认识，决不可一概否定，否则合理的、有科学潜质的东西就会被抛弃）。

　　他在介绍与山西医学院于载皞合作时说：若想发现自己的优点和缺点就得通过实践。不实践就不知道哪是自己的长处，哪是自己的短处。宫外孕是个什么病呢？开始我不懂。我就向于主任请教，动手术时我就亲自去看手术，通过多次的反复了解，我发现这病我常治，并有好的效果，于是就开始了宫外孕的非手术方法的研究。在研究宫外孕时，也逐步开展了一些其他急腹症，如肠梗阻的研究。在研究时发现，有的肠梗阻效果好，有的则无效，于是我又对无效的病例进行了观察。结果发现，都是绞窄性肠梗阻，其后我就注意了绞窄性肠梗阻的诊断方法，丰富了我的临床知识（邢斌按：和优秀的西医合作，是发展中医的一条捷径。在现代医学背景下开展中医研究，可以搞明白自己的优势与不足。而针对不足，可以进一步研究）。

　　李老还认为，开展中西医结合的研究时，互相学习，取长补短是非常必要的，但这决不是说中医丢掉自己的长处去结合。例如：治疗肠梗阻时仅仅知道一通为用，而不管虚、实、寒、热的区别，但用大承气汤去治疗就常常坏事，乃至分清了虚、实、寒、热后一药而愈。所以开展中西医结合时，千万不可丢掉中医的辨证论治原则（邢斌按：和优秀的西医合作，其实也是中医自身深耕的一种方式。所以不应该，也不会在合作中忘记了自己的治病特色。当然，目前体制内很多所谓的中西医结合，出发点本身就是不纯粹的，只是为了课题与晋升。这种不中不西、非驴非马的瞎搞的东西，不在我的讨论范围内）。

　　上述引文出自《山西名老中医经验汇编》。通过按语，我也借机表达了自己的一些想法，供读者参考。

最后再说几句。李翰卿先生，最初我是在其高徒朱进忠先生的著作中知道他的，虽一鳞半爪，却获益不少，所以很期待以后能窥全豹。后来李先生的经验集整理出版了，朱先生却早早地去世了，不过最近几年朱先生的书再版了。李先生的书、朱先生的书都值得读一读。

2021 年 9 月 3 日写成，2022 年 8 月 1 日修改

对岳美中对"辨证论治"反复申论之辨正

岳美中（1900—1982），原名钟秀，号锄云，现代著名中医学家。我在学医之初便拜读其著，即《岳美中论医集》《岳美中医案集》《岳美中医话集》三种，获益良多。

这三种集子里，除医案集外，有多篇文章专门讨论"辨证论治"这一问题，另有一些文章则在字里行间插入其对"辨证论治"的看法。岳氏何以不嫌辞费，反复申论？我想，这首先是时代风潮的缘故。因"辨证论治"一词于20世纪50年代方由当时之中医提出，并列为中医学的最主要特色之一，此虽迅即为同仁们接受，但这一新名词的具体内涵却不无议论。岳氏于斯时，正当盛年，并逐渐走进学验俱丰之老年，自然会参与到有关"辨证论治"的讨论中。

其次，从岳氏的反复申论中可以窥见他的问题意识，即这是事关中医临床思维模式、中医临床疗效高低的一个大问题，不可等闲视之，所以一定要将这一问题辨析清楚。我们从他对某些错误认识的驳斥中可以看出他的文章决非无的放矢。比如：

现在有的人认为所谓辨证论治就是辨识证候，了解病情属虚还是属实、属寒还是属热等具体症状，就可以定治法、投方药，不必问其究竟是何疾病（即认为不必辨病或辨病名）。（《岳美中论医

集·辨证论治的探讨》)

又比如：

有人主张，中医治疗任何疾病，莫不根据四诊，明辨八纲，识别属于哪种证候群，然后确定方向，以八法施治，中心环节是掌握住证候群。认为慢性病和急性病皆可如此。以急性病论，必须摒除这是伤寒、那是温病、"伤寒方不可用治温病"的成见。这种主张是认为无论张仲景《伤寒论》的六经、叶天士《温热论》的卫气营血、吴鞠通《温病条辨》的三焦，都是证候群的代名词，是他们根据长期临床经验，把错综复杂的证候归纳成一簇一簇的证候群，并找出了实验有效的治疗方药。在治疗急性热病时，但见相同的证候群，就可相应的立法遣药，尽可不问病名。总之，"有是证，用是药"，如果死板地啃住病名不放，那就要犯教条主义的错误。(《岳美中论医集·正确理解和运用辨证论治》)

显然这些医家强调辨证，"有是证，用是药"，而不必管患者所患为何病。再比如：

现在的人，动辄讲辨证论治，漫无边际，让人抓不住重心，这是没有真正读懂读遍中医的典籍，还限于一知半解之中。无怪治起病来，心无定见，越旋越远，处方用药，朝更夕改，寒热杂投，以致影响疗效。(《岳美中医话集·谈专方》)

可见岳氏是非常看不起那些"动辄讲辨证论治"的医生的，言下之意就是那些人自以为在维护中医的传统，其实不过是"一知半解"，他们并没有"真正读懂读遍中医的典籍"。

当然，岳氏的表述也存在一定问题。即他所用的"辨证论治"一语，其实存在两义。根据上下文，有时采用的就是我们平时常用的含义，但有时则实际代表了整个中医临床辨治模式（也可以说是中医临床思维，下同）。比如前面所引"现在有的人认为所谓辨证论治就是辨识证候，……不必问其究竟是何疾病（即认为不必辨病或辨病名）"，显然这里"辨证论治"一语并非我们平时常用的含义，而实指中医临床辨治模式，因此也就包括了辨病。换言之，岳氏认为中医固有的临床辨治模式里既有辨证，也有辨病。不仅如此，《辨证论治的探讨》《正确理解和运用辨证论治》两篇医论之标题，其实应该分别改为"中医临床辨治模式的探讨""正确理解和运用中医临床辨治模式"才较妥当，因为这样才名实相副。

那么，岳氏心目中的中医临床辨治模式究竟是怎么样的呢？他从中医发展史、从古代名医著作，也从现代中医临床实践诸方面讨论，认为专病专方专药与辨证论治相结合既是古已有之、行之有效的中医临床辨治模式，而且也是经过现代医家大量临床研究所证明的。下面我们对"专病专方专药"与"辨证论治"分别讨论。

"专病专方专药"一语应该近似"辨病论治"，但岳氏一般常用前一语，揆度其意，可能此语与"辨病论治"虽均含有"辨病"之义，但同时还突出要探寻"专方专药"。岳氏从中医发展史、从古代名医著作角度着手讨论"专病专方专药"，其目的显然是要指出"辨病论治"不是西医的特权，而是中医古已有之的东西，是中医临床辨治模式里固有的内容，而且是行之有效的，千万不能忽视。当然，岳氏也指出：

从文献及实际情况上看，中医对于不少疾病已洞察其本质问题，但是由于历史条件之限制，也有不少认识欠全面而有待充实。如古籍中之病名，有一部分今日视之实系证候之称，有的用泛应通治之方取得效验，但也有不少仍然无满意效果。(《岳美中论医集·辨证论治的探讨》)

相反，西医"由于在近代自然科学成就之基础上发展，其对疾病之定名较具体，也较近于疾病之本质"，所以应当要中西医结合，相互取长补短，进一步提高疗效。

至于岳氏狭义的"辨证论治"，其实与上一段引文里提到的"泛应通治"一语是差不多的意思，而后者他在提及时似乎语带不屑。为何这样说，我们不妨把涉及"泛应通治"一语的文字做一番摘录并分析。我们先来看《辨证论治的探讨》一文的最后一段：

总之，在辨证论治规律的临床运用中，不仅要辨证候的阴阳、表里、虚实、寒热，还要进而辨病、辨病名（包括中医与西医病名）、辨识疾病的基本矛盾所在，并根据机体内外环境的特点，证候的单纯与兼夹，病程的前中后的不同阶段，作相应的辨证用方遣药。二者密切结合，这样对于一些单用一般辨证论治法（泛应通治法），或单用专方专药而无效的病例，或可有所帮助。至于有一些病，目前虽无专方专药可资征用，但上述所指出的辨证论治原则，仍不失为探讨治疗的途径。

岳氏点明了，"泛应通治法"就是一般的"辨证论治"的方法，或者说是狭义的"辨证论治"的方法。他认为，一般的"辨证论治"与专病专方专药应该要密切结合。但是，有没有可能只需要用一般的"辨证论治"方法的呢？其实也是有的。请看《辨证论治的探讨》里另一段文字：

> 杂病约可分为两大类：一为气化病，即一般所称之功能性疾患；一为实质病，即一般所称之器质性疾患。就其治法言，气化病多取泛应通治法，而实质病则多取特殊治法。在特殊治法中，再照顾机体的内外情况，辅以其他治法。换言之，即采用专病专方专药与辨证论治相结合的治法。

岳氏将杂病做这样的分类，未必恰当，这姑且不论。但我们可以从中窥探其思想的是，哪些疾患是可以单纯用"辨证论治"模式的。

岳氏认为，器质性疾病要采取特殊治法，也就是要辨病而研制专方专药，但同时也要照顾到机体的内外情况，这就是要辨证的意思了，两者要结合起来。而剩下的就是功能性疾患，我想这应该类似于现今亚健康的概念，正因为没有特异性病的存在，所以可以只辨证，也就是取"泛应通治法"。但中医界有万病皆用"泛应通治法"的倾向，这是岳氏反对的（亦见《辨证论治的探讨》）。他说：

> ……所以从伤寒温病辨证论治的原则上看，辨识疾病的基本矛盾、辨病、辨证、辨识病名是极为重要的。考虑到基本矛盾的施治，对于避免误治、失治，也是极为重要的。这样，才不会流于万病皆以泛应通治法从事。

从"这样才不会流于万病皆以泛应通治法从事"。这句话来看，不难发现两点：第一，现实中的中医界有万病皆用"泛应通治法"

的倾向。第二，岳氏对这一现实是不以为然的，否则他不会用"流于"这样的贬义词。那么，如何才能避免这样的倾向？文中已讲到了，那就是要辨病，即"考虑到基本矛盾的施治"，这对于避免误治、失治，避免"流于万病皆以泛应通治法从事"，都是极其重要的。

现在让我们回到本文的一开头，岳氏针对"现在有的人""有人""现在的人"的批评，与对"万病皆以泛应通治法从事"的批评、不屑，其实讲的是一回事儿。

总之，在岳氏心目中，正确的中医临床辨治模式应该是专病专方专药（即辨病论治）与辨证论治（即泛应通治）相结合。他反对片面地只重两者之一。如他说：

各病有它的本质，专病有它的特征，若不针对着本质和特征去治疗，往往会使辨证论治流于庸俗化，肤浅而不能深入，怯懦而不能举重，能理一般病而不能治特殊病，能医小病而不能疗大病。可是反过来看，若只知搜刮专方专药，好奇喜僻，想用一种方药从始至终控制住疾患，而不讲求辨证论治，那也会陷入机械唯物论的泥淖中去。（《岳美中论医集·论中医基本功的锻炼》）

但针对当时的一种错误思想与不良倾向，即"万病皆以泛应通治法从事"，他更着意强调专病专方专药（即辨病论治）的重要性，这在他的文章里也是显而易见的。

至此，我们似乎有了一个完美的、不偏不倚的结论。但理论上讲得头头是道，实践中却可能碰壁。我们看岳氏的两则医案：

一间日疟患者，寒少热多，用奎宁无效，与柴胡剂亦无转机。

余诊，见汗出热多，乃白虎汤证，投桂枝白虎汤而愈。(《岳美中论医集·钻研〈内经〉〈伤寒论〉〈金匮要略〉，做到古为今用》)

曾治一少女，患疟疾，前医曾用柴胡、常山等，不效，详诊其证，发热盛，汗出多，渴喜饮，脉洪大（而不是疟脉必弦），遂予白虎加桂枝汤而愈。(《岳美中论医集·正确理解和运用辨证论治》)

这两则医案，前医用专方专药（甚至西医"特效药"）却无效，岳氏辨证用方而愈。对此，岳氏有数百字的讨论，重点是谈"基本矛盾"与"主要矛盾"的关系。他认为辨病论治是针对"基本矛盾"的，辨证论治则是针对患者某阶段的"主要矛盾"。但"基本矛盾"与"主要矛盾"究竟是怎样一个关系呢？以伤寒、温病为例，他是这么说的：

伤寒在六经中出现的各个不同证候群和温病在卫气营血或三焦出现的各个不同证候群，都直接反映着主要矛盾；而当深入研究时，它们又常常在不同程度上，从不同角度，以不同形式反映着基本矛盾。在治疗工作中，要解决的中心环节有时不一定是疾病的基本矛盾，而是主要矛盾。当基本矛盾相对稳定不变时，主要矛盾可能由这一矛盾过渡到那一矛盾。主要矛盾可与基本矛盾一致，也可能不一致。在主要矛盾与基本矛盾不相一致时，就需要抓住主要矛盾，当然也要注意到基本矛盾，否则就不能了解基本矛盾和主要矛盾的辩证关系，也就不能正确解决这些矛盾。……（前引少女疟疾）单纯用疟疾"特效方"的观点是不行的。在这种情况下，解决基本矛盾的任务退居于次要地位，解决主要矛盾成为首要任务。但是，又不能随便想怎样解决主要矛盾就怎样解决。解决主要矛盾服从于对基本矛盾的解决，必须有利于解决基本矛盾，最低限度也不能妨害基本矛盾。这样，才不违背辨证论治的"标者本之，本者标之"的特殊规律性，才符合辨证论治的基本精神，而不致形成简单的对病治疗。所以中医治疗伤寒用汗法、下法时，无论采用何种方药，都固守着"发表不远热，攻里不远寒"的原则，以辛温、苦寒直折其邪，是服从于伤寒伤阳这一基本矛盾的。治疗温病时，则泻阳之有余，实其阴以补其不足，因而有忌汗、忌利小便等禁则，是服从于温病伤阴这一基本矛盾。

总之，只认识到疾病发展过程中一时期、一阶段的主要矛盾，而不顾始终起决定性作用的基本矛盾，那是只重视现象而忽视本质，把辨证论治庸俗化了，甚至变成"头痛医头，腿痛医腿"的对症治疗；反之，要是一味强调疾病的基本矛盾，而忽视不同阶段的主要矛盾，那就是孤立地、静止地看问题，把复杂的事物简单化，难免把辨证论治机械化了。两者都有片面性。(《岳美中论医集·正确理解和运用辨证论治》)

我以为这段文字绕来绕去，听上去很有哲学味，实则难以把握，非常空洞。

首先，各种疾病的基本矛盾我们是不是已经明了了？譬如伤寒，或温病，基本矛盾是什么？这样问，其实已经存在问题了。伤寒或温病，本身就是一大类疾病的笼统称呼。所以，问伤寒或温病的基本矛盾是什么，没有太大意义。只有再细分，问伤寒或温病里的某一疾病的基本矛盾是什么。但，是什么呢？恐怕目前也未必都能搞清楚吧，也很少有针对性很强的专方专药吧。(个别疾病除外)

其次，理论上讲主要矛盾确实应该会"在不同程度上，从不同角度，以不同形式反映着基本矛盾"，但是具体而言，又是如何反映的呢？

既然已这样讲，可岳氏又说"主要矛盾可与基本矛盾一致，也可能不一致。在主要矛盾与基本矛盾不相一致时，就需要抓住主要矛盾"，这又当如何理解？

这句话的后一半则又反过来说了，"也要注意到基本矛盾，否则就不能了解基本矛盾和主要矛盾的辩证关系，也就不能正确解决这些矛盾"。这样绕来绕去，真要把人绕晕了。

就以那位少女所患的疟疾为例吧，我很想请教岳氏，其基本矛盾为何？就诊时岳氏辨为白虎加桂枝汤证，这一主要矛盾又是如何反映其基本矛盾的？假定说，其主要矛盾与基本矛盾不一致，需要抓主要矛盾，那又是如何同时注意到其基本矛盾的？

第三，岳氏说，"在治疗工作中，要解决的中心环节有时不一定是疾病的基本矛盾，而是主要矛盾"。其意就是，有时要解决主要矛盾，而有时要解决基本矛盾。那请问，什么时候应该解决主要矛盾，什么时候又该解决基本矛盾呢？

总之，岳氏的这番议论是经不起推敲的，关键在于没有多少可操作性。我认为，首先应该明确的是，专病专方专药与辨证论治相结合有哪几种形式。其次，应该具体情况具体分析，即什么情况下适合用哪一种形式。比如，假定某一疾病的西医病理已经搞得很清楚，从中医角度看，其病因病机也搞得很清楚了，并且发掘出特效的方药，那显然应该以专病专方专药为主，兼顾其辨证，极端情况下甚至可以不顾其辨证。又比如，假定某一种疾病的西医病理也没有完全搞清楚，从中医角度看也众说纷纭，而且没有特别有效的方药，那显然此时应以辨证论治为主，而不必辨病论治。还比如，假定某一种疾病的西医病理没有完全搞清楚，从中医角度看也众说纷纭，但临床上却发现某些药物治疗相对而言有一定的效果，那此时应以辨证论治为主，结合那些有一定治疗效果的药物。……我们还可以进一步设想，还有哪些场合，适合哪种专病专方专药与辨证论治相结合的形式。这些细节问题，今后还可以做专题研究，进一步展开讨论，这里不赘。

现在倒是可以回过头，再来看岳氏的那两则医案，做一番"具体情况具体分析"。

疟疾相对于其他的中医病症，显然更接近西医的疾病概念。但是从古代中医的辨治实践看，固然已经有了不少临床经验，但要说已经搞清楚了它的基本矛盾，研制出了专方专药，恐怕还不能这么讲。20世纪60年代后期到70年代，屠呦呦等科研人员大海里捞针，才从《肘后方》里发掘出青蒿素来。而在岳氏此案施治之际，青蒿素还没有研发出来，也就是说疟疾还没有真正的特效药。医案里提到的奎宁、柴胡、常山，虽然也是专病专方，但还谈不上特效。因此，这种情况下医者当然应该根据实际情况去判断，究竟辨病为主还是辨证为主。而在青蒿素发明并经广泛应用，证明其卓著疗效之后，我想任何一个有脑子的人都知道，最优方案肯定是只要诊断明确，符合适应证，那就首选青蒿素。只有当青蒿素治疗无效的情况下，才选择请高明的中医师辨治，此时不必再夹杂辨病的因素——因为之前已经经历了辨病论治无效——而只要辨证论治。普通医生用特效药能解决的问题，当然就不需要求治于高明的中医师了，后者毕竟少。

说到这里，这个话题似乎大抵是讲清楚了。可是，假定我再多问一句，究竟什么是"辨证论治"呢？

读者会说，前面你不是说，岳氏关于辨证论治有两义嘛。一是我们常用的涵义，即"泛应通治"；二是广义的，即中医临床辨治模式的意思。其实，岳氏关于"辨证论治"还有一义，他说：

什么叫辨证论治？浅言之，"因势利导"而已。因势，概括辨证；利导，概括论治。（《岳美中医话集·续谈辨证论治》）

岳氏此论显然与一般对"辨证论治"概念的论述差异甚大，而且《续谈辨证论治》一文篇幅甚长，本该做一番深入的讨论，可惜他只是泛泛而谈，而且谈着谈着跑题了。我的猜测是岳氏晚年对"辨证论治"有了新的认识，"因势利导"四字应该是抓到了中医的精髓，但可能尚未思考得非常透彻、周密，所以语焉不详。因此，我只能在本文的最后简单地提一下，而无法做进一步的分析。我愿提示读者，假定我们所熟知的"辨证论治"的概念未必就是那样符合历史与现实，那我们是不是应该在岳氏研究的基础上更进一步？

初稿完成于 2022 年 11 月 22 日，2023 年 1 月 25 日稍作修订，两个月间神州大地发生了很多大事件，让我难以忘怀。

不必讳言中医里有"对症治疗"

——夏度衡教授治颜面痛医案求真

我常说读中医古籍要"求原义""求真义""求其用"。而实际上，读今人的医案医话，也可能同样要做这三个层面的推求。夏度衡教授是湖南省名老中医，今就其治颜面痛医案，做一番"求真义"的工夫。

【原案】

彭某，女，51岁。左侧颜面部及牙床突然剧痛，面颊抽动，反复发作半年。疼痛逐渐加剧，次数逐渐增多，每次发作数秒或数十秒。说话、咀嚼、刷牙、洗脸均可诱发，严重影响睡眠、饮食和工作。曾经中西医结合，针药并进，均无显效。前来就诊，视其右手捂左颊，表情痛苦，左上第二磨牙松动，牙龈红肿，轻触即痛，龈缘可见少量黄白色脓液。舌淡红，苔薄，脉沉细而弦。脉症合参，诊为肝阴失养，肝风内动。治当柔肝、息风、活络，佐以清胃、排脓。方用"四味芍药汤"加葛根、生黄芪。

处方：白芍30g，甘草15g，牡蛎30g，丹参15g，葛根15g，黄芪15g。

二诊：服药4剂。诸症好转，精神大振。舌脉无改变，原方继服5剂。

三诊：颜面及牙床疼痛已除，面颊抽动已止，牙龈红肿减轻，龈缘未见脓液，唯大便仍现干燥。原方加瓜蒌仁 15g，再进 5 剂，巩固疗效。随访两年，一直未发。

原按："四味芍药汤"是作者多年来治疗因肝风上扰所致的"面痛""牙痛""偏头痛"的一个有效方剂。方中重用白芍、生牡蛎以柔肝潜阳息风，白芍配甘草酸甘化阴、缓急止痛，丹参养血活络。"介以潜之""酸以收之""血以濡之"，肝得濡则转刚为柔，变动为静，风得以息，痛得以止。至于清阳明胃热不取生石膏而用葛根者，因葛根能滋润筋脉，缓解拘急。排脓不取皂角刺而用生黄芪者，因皂角刺辛温走窜，不宜于脓之既成；生黄芪托毒排脓，利尿消肿，于牙龈红肿而脓少者相宜。

（夏度衡先生医案，见《湖南省老中医医案选（二）》）

【求真】

此案医者谓"脉症合参，诊为肝阴失养，肝风内动"，然而我读之再三，却不知医者据何脉症而作此诊断。这位患者的临床表现，从西医角度看，属三叉神经痛与面肌痉挛，其种种症状，并无多少特异性，而是每一位三叉神经痛、面肌痉挛患者大体都具备的，差异只是在于诱发因素、具体部位、严重程度而已。那是不是可以说，每一位三叉神经痛、面肌痉挛的患者都是"肝阴失养，肝风内动"？当然，医案中还谈到这位患者脉象沉细弦，那是不是仅仅依据脉象便可作此诊断呢？

我认为，其实本案的临床思维是"对症治疗"，但因为种种原因，医者讳言这一点，而硬要把它说成是辨证论治。

因为"辨证论治"这四个字在 20 世纪 50 年代提出后，已深入人心，人们将此视为中医学的最重要特点，似乎不"辨证论治"的就不是中医。而与"辨证论治"相对立的则是"对症治疗"，所谓"头痛医头，脚痛医脚"，这是被人们看不起的。有些人把"辨证论治"归属于中医，而把"辨病治疗（或辨病论治）"归属于西医，同时把"对症治疗"也塞在了西医那里，似乎中医里是没有"对症治疗"的。其实，不仅西医里有"辨病治疗""对症治疗"，中医里也有"辨病治疗"和"对症治疗"。合理的运用"对症治疗"，其实是一种正确的中医临床思维，完全不必讳言。

本案医者可能抱有怕被别人说"不辨证论治的就不是中医"和"你这是对症治疗"的心态，而讳言此案"对症治疗"的实质。其实根据以上的分析可知，本案就是对"颜面痛"（即使从西医角度看，三叉神经痛、面肌痉挛其实也是一种症状而已，称不上病）这一症状的治疗。"四味芍药汤"是一首对症良方。

2021 年 6 月 7 日

受益于王清任"方剂辨证"而不自知

——郑艺文先生两则医案辨析

方剂辨证与普通的辨证论治方法相比，是特殊的，是另类的。为此我曾在上海中医药大学附属曙光医院"传统中医诊疗思路与现代临床"学习班上做过一个演讲，题目是"方剂辨证是个异类"，讲稿收入《半日临证半日读书二集》中。

由于人们深受普通的辨证论治方法的影响，即便阅读王清任《医林改错》并运用其创制的诸方，实际上是在用方剂辨证的思路，却还不自知，仍在用普通的辨证论治思路思考问题，下面我们将通过郑艺文先生治胸膈痛、腰腿痛的两则医案来讨论这一问题。

【原案】

胸膈痛

张某，男，24岁。主诉胸膈硬痛，入夜潮热，无盗汗，形容憔悴，大便通，小便赤，舌质深红，痰唾有时夹红，胸内灼热难过，脉弦数。因忆《医林改错》中，有用血府逐瘀汤治愈"灯笼病"者，与此颇相类。试用：

当归10g，生地10g，桃仁12g，红花10g，枳壳6g，赤芍6g，柴胡3g，甘草6g，桔梗5g，川芎5g，牛膝10g，水煎服。

复诊神色爽朗，谓前方服1剂，胸膈即舒，灼热感消失，嘱再服 2 剂，以巩固疗效。

腰腿痛

戴某，女，28 岁。1967 年 8 月产后不久，即患"肠炎"。次年元月，又患右侧"乳腺炎"，虽经治愈，但将息失宜，须自己哺乳，而纳少神疲，元气未复，易于感冒。1968 年 3 月复患腰痛，延至 5 月疼痛向左下肢后侧扩展，就诊于本院外科，诊断为"坐骨神经痛"。经用针灸、推拿、理疗，中药独活寄生汤等加减治疗，效果不显，乃就诊于余。证如上述，脉象沉细，舌边微紫。因思病邪非痼，何以土洋结合，针药互进，而病不为之少减？宜考虑瘀阻经络之故，遂改进身痛逐瘀汤。

处方：秦艽 9g，川芎 3g，桃仁 9g，红花 9g，羌活 3g，没药 5g，当归 9g，五灵脂 9g，香附 6g，牛膝 9g，地龙 6g。4 剂。

剂尽而痛若失，至 7 月 4 日，气候突然转寒，痛复如故，脉仍沉细，拟乌头汤加味。药进 4 剂，痛反加重。再用身痛逐瘀汤去地龙，4 剂服完，又获缓解。继服八珍汤加狗脊、续断、没药，扶正活络以巩固疗效。追访十年，一直未发。

原按：清代王清任氏所著《医林改错》一书，突出治疗瘀血为患的多种疾病。其所制活血化瘀的方剂，用于临床，常收奇效。多年来笔者师其方法，治愈瘀血为病者不乏其例。随后经验累积较多，只要辨明虚实，认证确切，即大胆用之，几乎无不得心应手。但应指出，王氏侧重于症状的辨证，而忽略与认证密切相关的脉象、舌色、腹诊和其他检查方法，未免偏执。笔者经验，必详询病史，审察病情，应结合《伤寒》《金匮》对一般瘀血为患的有关鉴别诊断方法，勤求博采，以补其不足。

（以上系郑艺文先生医案，见《湖南省老中医医案选（二）》）

【辨析】

郑氏治胸膈痛一案，谓："因忆《医林改错》中有用血府逐瘀汤治愈'灯笼病'者，与此颇相类，试用……"，结果 1 剂即效。

我想提出这样的问题：假定郑氏未读过王清任的《医林改错》，遇到这样的患者，他会诊断为血瘀证吗？他会开出一张血府逐瘀汤吗？

我看有点悬。据这位患者的脉症，入夜潮热、小便赤、舌质深红、痰唾有时夹红、胸内灼热难过、脉弦数，很可能诊断为阴虚火旺，而用养阴清热之法。当然，患者胸膈硬痛、舌质深红，也有血瘀之象，但医者很可能会将阴虚火旺视为主要病机，而把血瘀视为次要病机。

退一步说，即便医者将患者辨为血瘀证为主，他一定会开出一张血府逐瘀汤来吗？而其他的活血化瘀方剂，会起到同样的效果吗？这同样是一件很值得怀疑的事。

所以本案的辨治思路是方剂辨证的思路。即先要对某方的主治有深切的认识，然后在临床上遇到相应的患者，能够直接辨识，进而运用其方。这一思维方式与普通辨证论治不同。后者是先辨识病因病位，继而确立治法，进而选择相应处方，写出药物、剂量，以及剂型、用法。后者整个过程有多个环节，所以我在前文中问，假定没有读过王清任《医林改错》，不知道血府逐瘀汤能治疗灯笼病，按照这位患者的脉症，你会辨出血瘀证吗？即使辨出了血瘀证，你就一定会开血府逐瘀汤吗？会不会开了其他化瘀方呢？开了其他化瘀方还会有效吗？

郑氏此案实际上是深深得益于王清任及其创制方，也得益于方剂辨证的思路，可惜他并没有意识到。我们从下一案及其自撰的按语可知。

先看郑氏治腰腿痛一案，医者没有说根据哪一些指征，所以证属瘀阻经络，从而采用身痛逐瘀汤治疗，而说"病邪非痼，何以土洋结合，针药互进，而病不为之少减？宜考虑瘀阻经络之故，遂改进身痛逐瘀汤"，这说明医者似乎觉得前医的治疗并没有什么明显的不对，他也觉得奇怪，为何患者就是病不减轻？在这样的情况下，他以为可以试一试身痛逐瘀汤。确实如此，从辨证论治角度看，将此患者辨为瘀阻经络，依据并不充分，可凭者唯舌边微紫而已。但没想到，仅服身痛逐瘀汤 4 剂，却其痛若失。

然而，盛夏中气候却突然转寒，痛复如故，脉仍沉细，医者拟乌头汤加味，显然他把气候突然转寒作为重要的辨证依据，这其实完全符合传统的辨证论治方法，但事与愿违，药进 4 剂，痛反加重。可见，中医识证治病其实是很难的，看上去很对，实际上却未必有效。再用身痛逐瘀汤去地龙，却又获缓解。

总之，从辨证论治角度看，前医及郑氏用乌头汤，应该都是正确的，但事实上却是无效的。而其用身痛逐瘀汤，依据并不充分，却效如桴鼓。用辨证论治的思路来看，就是这么拧巴。实际上，郑氏用的是方剂辨证的方法，而不是一般的辨证论治思路，却身在此山中，而不识庐山真面目啊！

我曾在《我用血府逐瘀汤》一文（已收入拙著《半日临证半日读书》）中指出，王清任有药证方证思想，王氏用血府逐瘀汤，列出所治症目 19 条，这其实就是方剂辨证的思维方式。而现代方剂学教材却硬要用现代人的血瘀证观念来套血府逐瘀汤的主治，真是牛头不对马嘴。

郑氏读王清任的《医林改错》，并且用王清任的自创方："治愈瘀血为病者不乏其例，随后经验累积较多，只要辨明虚实，认证确切，即大胆用之，几乎无不得心应手"。可谓从王氏处颇多获益，然他却说："王氏侧重于症状的辨证，而忽略与认证密切相关的脉象、舌色、腹诊和其他检查方法，未免偏执。笔者经验，必详询病史，审察病情，应结合《伤寒》《金匮》对一般瘀血为患的有关鉴别诊断方法，勤求博采，以补其不足。"说明郑氏并不能理解王清任的思维方式，不能理解方剂辨证的思路，因为王氏与常规的辨证论治方法不符合，而企图让王氏从临床中得来的宝贵经验迁就教条的"血瘀证诊断标准"，真是削足适履，买椟还珠，这与现代方剂学教材所犯的毛病如出一辙。真是可悲又可叹！

而且，以郑氏的这两则医案来考察他的按语，他是如何"详询病史，审察病情"的？他又是如何"结合《伤寒》《金匮》对一般瘀血为患的有关鉴别诊断方法，勤求博采，以补其不足"呢？事实上，这两案诊断为血瘀证，按照现代人的看法其实都是依据不足的。所以，只能说他说的都是空话。或者说他有此企图，但事实上并没有做到，实际也做不到。

可以这么说，尽管辨证论治的观念始于20世纪50年代，但其概念与思维方法已经深入人心，对人们产生了巨大的影响，即便老中医也概莫能外。而王清任的方剂辨证思维，尽管更古，却因为与普通的辨证论治思维不同而不能被人们认识到。

近日读到国医大师王玉川先生的几篇论文，其中有一段于我心有戚戚焉，故引录如下，作为本文的结尾：

恩格斯在《自然辩证法》里说过："凡是可以纳入规律，因而是我们知道的东西，都是值得注意的；凡是不能纳入规律，因而是我们不知道的东西，都是无足轻重的，都是可以不加理睬的。这样一来，一切科学都完结了，因为科学正是要研究我们所不知道的东西。"不过，中国医药学里的情况，似乎比恩格斯所说的还要复杂些。那就是，凡是不能纳入规律的、不知道的东西，不是不加理睬，而是人为地把它改造成"已知"的东西，强迫它纳入规律中去，至于是否符合客观实际，那反正是不可证伪，因而可以不必考虑，只要能自圆其说，就算万事大吉。

2021 年 8 月 26 日初稿，2022 年 9 月
12 日修改，9 月 19 日改定

为何辨证正确，却治之无效

——从《从虚寒性胃痛的治法谈治病要有层次》一文说开去

《燕山医话》里有著名老中医施奠邦先生的一篇文章——《从虚寒性胃痛的治法谈治病要有层次》——此文得到陶御风先生的青睐，若干年后被其收入《中医好文选（第一辑）》一书。

施老借一位进修医生向他请教疑难病例而开篇："这位病人患胃脘痛，是否为脾胃虚寒之证？请师释疑。"

施老亲自诊察而知患者："胃痛已有多年，这次病发已有数月。主要症状为胃脘作痛，空腹则甚，得食则稍缓，饱食则脘胀不舒。平素畏食生冷，食欲不振，口不干，胃中无灼热之感，常觉手足发凉。按其脉沉细而弦，舌苔薄白，舌质淡嫩。"据此，施老认为可以诊为脾胃虚寒证。

进修医生又问："此病人曾用香砂六君一类的方剂无效，而后根据文献报道，胃脘痛脾胃虚寒证可用黄芪建中汤。病人又多次用此方加味，疗效仍不明显，请问老师再用何法施治？"

施老回答：

辨证无误，所选方药亦无错谬，但服之无效，此乃常见之事。对此，病人可据《伤寒论》"伤寒阳脉涩，阴脉弦，法当腹中急痛。先用小建中汤，不差者，小柴胡汤主之"之训，改投小柴胡汤。这是一证而可用两法。另外，亦可参阅《丁甘仁医案》脘胁痛一门韦左一案，同为中气虚寒，脘腹作痛，初用小建中汤未愈，而后改用小建中汤加小柴胡汤。此丁氏所谓"复方图治，奇之不去则偶之之意。先使肝木条畅，则中气始有权衡也。"丁氏此案，是对虚寒性胃痛，从肝脾胃调治，结果病延二载未愈之疾，用本法获效。故丁氏之经验，可以作为治疗这位病人的借鉴。丁氏所用之法，我体会可能就是从《伤寒论》中而来，并且还做了理论的阐述。实丁氏之方，颇同于《外台》治心腹卒痛中之柴胡桂枝汤方加减。据此病人可用柴胡桂枝汤去黄芩之苦寒，加草豆蔻之温中、当归以养肝血、乌梅之酸以敛肝气，使肝木之气不横，脾胃之气得以温养，其胃痛可得以缓解。

于是与进修医生共拟一方，一周后患者复诊谓服后胃痛大减。过了几天，进修医生遇另一位患者，病情与上述病者基本相同，诊为脾胃虚寒证而用黄芪建中汤加味未效，后仿照前例治法，改用柴胡桂枝汤加减，也取得良效。

"辨证无误，所选方药亦无错谬，但服之无效，此乃常见之事。"施老这一论断掷地有声，我相信一定会激起许多同道的强烈共鸣。而且此案例也非常有意思，所引用的古籍与近代医案也足以说明施老读书多且思考深入。尤难得的是，此文不仅仅是介绍临床经验，施老抓住辨证正确却治之无效这一很多临床医生都深有感慨却未能深入分析的问题，谈了他的看法：

对一个患者，辨证正确，但治疗立法可有多种；立法相似，选方用药又可不同。在临证时，常常需要根据服药后之病情反应，逐步调整治疗方法。即使有经验的医家，特别对某些疑难病例，往往有一个治疗观察过程，最后才有一个比较有效的治法。

所以对某一病证，医者必须掌握治法层次，否则遇到治疗无效时，就会感到束手无策，这对缺乏临床经验的初学者来说，更为重要。

也就是说，疑难病例的治疗往往不是一蹴而就的，而有一个治疗观察的过程。在这个过程中，要根据患者的反应来调整治疗的方法，最后才可能取得很好的疗效。而这里的关键是要掌握治法的层次。施老用前述案例来说明之：

如香砂六君子汤以治虚寒胃痛，乃是较浅层次；如服之无效，用黄芪建中汤，乃须养脾胃，又兼治肝，使木不乘土之法，这就是较深的层次；如若无效，上述柴胡桂枝汤加减，是较黄芪建中汤更深一层。若从肝脾治疗无效，而脾胃虚寒较重，还可用补火生土法，这又有两层，一以补养心火，一以补养命门，这都要以具体症状不同而选用，这是另一层次的治法。其他如罗谦甫的扶阳益胃汤以附子理中汤合桂枝汤加吴萸、草蔻、陈皮、益智等脾肾肝同治，对胃痛虚寒较著，也是一法可供选用。所以见症皆属脾胃，虽无肝经之证而从肝治，虽无肾虚之证而从肾治，或者以诸脏相兼调治，这就是根据脏腑虚实、寒热阴阳，以及五行生克制化等中医基础理论而运用的。

总之，医者治病必须对病情、证候十分清楚，对治法层次胸有成竹，才能提高中医疗效。

仔细思考施老的论述，我以为其认识有其正确的一面，但也有似是而非的地方。试为分析如下。

回到施老的原话——辨证无误，所选方药亦无错谬，但服之无效，此乃常见之事。——此虽然是常见之事，但人们会觉得很奇怪？为什么？既然辨证论治前面的环节没有错，后面的环节也没有错，都没有错，那怎么最后还是无效呢？问题出在哪里呢？

这就很有意思，很值得思考了。

其实，根本的问题在于人们对辨证论治整个思维过程的理解有问题。人们通常把这一过程理解为理法方药环环相扣，或者是理法方药一以贯之、理法方药丝丝入扣（都是一个意思）。按照这样的理解，既然辨证是对的，那相应确立的治法也应该是对的，在此基础上选用药应该也是环环相扣的，所以一般情况下也不应该出错。因此，在整个过程中，辨证是第一位的，是最重要的。相比而言，后面的环节是附庸，当然也并不是说绝对不会出错，事实上同样是需要学习和研究的。

但问题是，这种通常的理解，本身就是错误的。施老虽没有正面对此提出批评，但实际上他是反对这一认识的，他说："辨证正确，但治疗立法可有多种；立法相似，选方用药又可不同"，显然他的意思就是理法方药并不是环环相扣的。那不是环环相扣，又是怎样的呢？施老的答案是，从辨证到确立治法这一环节，当中是有多条路径的，而这些路径之间的关系是不同层次的关系。

这就是我不能认同施老的地方。我以为"层次"一词是用得不够妥当的，不同治法之间其实并不存在层次的关系。现在我用"方案"一语代替"层次"一词来做一下分析。

我们看，施老提出的第一个方案是香砂六君子汤，其实这本身就并不太妥当。香砂六君子汤是以健脾理气化痰为主，真正治疗脾胃虚寒证的应该是黄芪建中汤（而作者将此列为第二个方案）。但我们不妨就按作者的意思，先假定香砂六君子汤的确是治脾胃虚寒证的方剂，那么第一第二个方案之间是轻重关系，这的确可以称之为不同的"层次"。第三个方案则是柴胡桂枝汤，从肝去治。第四、第五个方案是分别从心、从命门去治脾胃。这三个方案，其实是从五行的角度去论治，患者并没有表现出肝，或心，或命门的问题，但是按照五行的理论（也是中医的理论），确实可以从肝，或从心，或从命门去治。这就是我前面说的理法方药并不是环环相扣的，其实这是辨证论治本身就有的内容，因为很多人没有全面理解辨证论治，才会不知道，不会用。但我提请大家注意，这三个方案之间的关系是平行的，跟"层次"没有关系。

还可以再举一个更简明的例子。一位患者，按照辨证，辨为血瘀证，假定他没有表现出气滞，也没有表现出气虚，就是一个纯粹的血瘀证。按照辨证论治的原理，我用活血化瘀法，用四物汤治疗，这肯定没错。而我根据中医的理论，气行则血行，用理气活血法，用血府逐瘀汤治疗，这也肯定没错。或者我根据气为血帅的理论，用益气活血法，选补阳还五汤治疗，这同样也是对的。一样的辨证结果，却有三种不同的论治方案，这充分说明理法方药环环相扣的想法是错误的。但这三种方案相互之间其实是平行的关系，跟"层次"一词是没有关系的。至于说哪一种方案更好？这得实践了才能知道。我们这些中医学者和临床医生就应该好好实践，这样才能逐渐完善辨证论治的方案，逐步提高辨证论治的有效率。

归纳一下，其实我和施老都认为辨证论治不等于理法方药环环相扣。如果理法方药环环相扣，那同一个辨证结果，应该就一个论治方案。施老提出"治病要有层次"，其实是想提出，一个辨证结果可以有多个论治方案。那么这些论治方案之间是什么关系呢？这就是我与施老的不同之处了。他认为是不同层次的关系。而我认为，这并不是什么不同层次的关系，甚至可以说它们之间并不一定有什么关系。有较高理论水平和临床经验的医生脑袋里会涌现出多个不同的论治方案，水平越高则方案冒出来的越多，至于选用哪个方案，其实也跟他的水平有关，同时也有一定的随机性。

临时抱佛脚是行不通的，这一定是靠积累的。我们每一个个体、我们中医界应该每一个病种都去研究、梳理，最好能穷尽不同的方案，并在临床中实践、比较，最后形成基于大量文献，并有实践检验的各个病种的规范化的辨证论治方案，这样中医才能提高和发展。

所以我与施老的差别在于，我更强调要正确、全面地理解辨证论治，要破除理法方药环环相扣的观念（这种观念其实是把辨证论治简单化和庸俗化了）。并且我认为要加强每一个病种穷尽性的研究，以此完善辨证论治，提高辨证论治有效率。当然我也不赞同"治法层次"这样的说法。

最后还是回到施老文章本身，我还想说两点。

第一，所举案例本身辨证正确吗？

我认为并不完全正确，因为患者的病情之中有肝郁气滞这一病机的临床表现，而医者没有看出来。如饱食则脘胀、手足发凉、脉弦。所以，本案辨证除了脾胃虚寒外，还应有肝郁气滞的病机。

当然这并不重要，我们可以抛开这个案例不谈，可以纯粹从理论和逻辑上来探讨，为什么有时辨证明明是对的，治疗却无效果？有哪些可能性？这是第二点。

我想首先是某些病症确实是治不好的。《伤寒论》里面就有很多死证，很多病症即使最好的医生也治不好，这是无可奈何的事，但也的确是客观存在的事。

第二是因为辨证论治本身不是真理，它只是一种有一定有效率的工具，同时也是有局限的。并不是说我们遇到能治好的病，而且辨证论治的各个环节都正确了，就一定有效。我们要清醒地认识到，事实本来就不是这样。

而本文前面的大段讨论，其实是在承认这两个可能性的基础上展开的。

2022 年 9 月 14 日定稿

方 剂

五苓散治验续录

我对五苓散的新见与运用的规律，在《半日临证半日读书二集》中有《水壅津亏证·五苓散》这篇长文做了详尽的介绍，可谓知无不言，言无不尽。该文已收录了我的五苓散治验十六则，最近又陆续整理出二十一则来，以飨读者。

一、五苓散加陈皮治胃痞案

S某，男，31岁。2018年7月15日初诊。

主诉：上腹部胀、消瘦半年。

病史：患者近半年来，饭后上腹部胀满，按之不适，会顶在天突；想嗳气，有时可以嗳出来，有时不能，有时饿的时候也会感觉天突处有股气；近半年来瘦了10余斤，目前106斤。纳可，睡眠可，精力可，时有便秘，有时不爽气，口不太渴，饮水少，怕冷，夏天出汗少。外院胃镜检查提示浅表性胃炎，中度炎症。舌胖而边有齿印，苔薄白腻，脉弦。

处方：茯苓20g，猪苓20g，肉桂（后下）6g，炒白术20g，泽泻 12g，陈皮 9g，7 剂。

2018 年 7 月 22 日二诊：上腹部胀满大减，体重未变；大便一周 6 次，有点黏。舌胖而边有齿印，苔薄白腻，脉弦。

处方：姜半夏 24g，干姜 3g，黄连 3g，黄芩 9g，党参 24g，甘草 6g，大枣 15g，7 剂。

2018 年 7 月 29 日三诊：上腹部胀满基本消失，体重未变，大便不黏。舌胖而边有齿印，苔根部薄白腻，脉弦。

处方：守二诊方，加香橼 9g，佛手 9g，7 剂。

2021 年 8 月 8 日，患者因其他疾病就诊，告知胃痞经治后再未发生。

【按语】

五苓散可以治胃痞，如《伤寒论》宋本第 156 条云："本以下之，故心下痞。与泻心汤，痞不解。其人渴而口燥烦，小便不利者，五苓散主之。"

本案患者口不太渴、饮水少，是用五苓散的一个关键性证据，事实上也确实取得了明显效果。但我临床中发现用五苓散后，诸症虽能减轻甚至消失，舌苔变化却不明显。而半夏辈化舌苔却有较好效果，故而二诊改用半夏泻心汤。三诊主诉基本消失，大便不黏了，舌苔也有改善，说明五苓散类方与半夏辈各有千秋，有时则可以合用。

二、五苓散治纳呆胃痞案

L 某，女，42 岁。2021 年 9 月 12 日初诊。

主诉：早、晚纳呆伴脘腹饱胀 3 个月。

病史：患者三个月前开始出现早上、晚上没有胃口伴有脘腹饱胀,午饭还正常。平时口不干,喝水很少,小便日行 3～4 次,大便、睡眠可,偏怕冷,晨起自觉舌苔厚腻会刮舌苔。平素月经周期 40 天,经期 3～4 天,量中,色鲜红。舌苔薄白(早上刮过舌苔)。网诊,故未诊脉。

处方:猪苓 16g,茯苓 16g,泽泻 8g,桂枝 5g,炒白术 16g,7 剂。

2021 年 9 月 19 日二诊:从前天开始,胃口恢复正常了。腹胀大减,但仍口不干,喝水很少。末次月经为 9 月 14 日,3 天净。今天没有刮舌苔,舌苔薄白腻。

处方:守初诊方,加姜半夏 12g,陈皮 9g,炒苍术 9g,厚朴 9g,7 剂。

2022 年 8 月 10 日,患者因其他疾病就诊,告知上症已愈,且未复发。

【按语】

本案从饮论治,用五苓散原方治疗,奏效甚捷。其辨证要点在于:脘腹饱胀,口不干,喝水很少,晨起自觉舌苔厚腻。

三、五苓散治胃痞嗳气案

C 某,女,58 岁。2014 年 5 月 23 日初诊。

主诉:胃脘胀连及后背 20 天。

病史:进食后胃脘胀满连及后背,嗳气连连,持续半小时,一天发 3 次。无泛酸,喜甜食。穿衣服多,无脚气,无白带,口不干,喝水少,大便尚可。睡眠不佳,有烘热汗出之症 3 年。早上会口干,且手足发麻、僵硬,几分钟即缓解。面部斑点多,舌胖而紫,边有齿印,脉弱。

处方：茯苓 20g，猪苓 20g，白术 20g，泽泻 20g，肉桂（后下）6g，7 剂。

2014 年 5 月 30 日二诊：服药 3 剂症状大减，持续时间减为五六分钟，面色好转，舌脉同前。

处方：守初诊方，加刺猬皮 5g，7 剂。

【按语】

本案胃痞、嗳气，用五苓散治疗之辨证要点除口不干、喝水少外，早上醒来手足发麻、僵硬也是一个关键点。因为一个晚上睡觉，没有运动，气血与津液代谢趋缓，患者本身的水饮更为停滞，所以造成手足发麻、僵硬，而起床后活动了，气血活动，津液代谢加快了，所以此症几分钟即能缓解。

四、五苓散合四逆散治胃痞案

Q 某，男，52 岁。2021 年 6 月 6 日初诊。

主诉：上腹部胀 20 余年。

病史：患者饭后上腹部胀满，如果吃动物脂肪则右胁也胀，且会痛泻。无泛酸嗳气。平素怕风怕冷，神疲乏力（吃肾气丸精神会好些），睡眠易醒，睡着了会流涎，醒了会口干，雨天则身体黏答答的、痰多，压力大则易心悸，口不太干，每日喝水 1000mL，动则自汗，手脚出汗但不冷，大便偏溏。舌苔薄白腻，脉弦细。

处方：猪苓 20g，泽泻 9g，茯苓 20g，桂枝 6g，炒白术 20g，炒枳实 6g，柴胡 6g，白芍 6g，炙甘草 3g，7 剂。

2021 年 6 月 16 日二诊：自诉以往服中药汤剂，如果方中有柴胡会引起胃脘不适。这次服药前儿大，上腹部胀大减，纳增，大便较前成形，不再怕冷，雨天身体黏答答好转、痰减少。服药到第 5

天，胃脘开始有点不适，遂自行减量。此后，一天的药量分 2 天服，胃脘稍有不适。舌苔薄白腻较前减轻，脉弦细。

处方一：猪苓 20g，泽泻 9g，茯苓 20g，桂枝 6g，炒白术 20g，肉桂（后下）2g，蛤蚧 2g，7 剂。

处方二：柴胡 3g，白芍 3g，炒枳实 3g，炙甘草 3g，5 剂。嘱患者先将此方加入处方一中服用，此后视自身用药后的感受而决定是否再加入处方一服用。如果仍有不适，处方二就不要了。

2021 年 7 月 4 日三诊：患者一开始将处方二放入处方一中一起服用，但仍感到胃脘稍有不适，所以后来就单服处方一。药后胃胀大减、纳增，大便成形且稍偏干，痰减少，不怕冷了。舌苔薄白腻减轻，脉弦细。

处方：猪苓 20g，泽泻 9g，茯苓 20g，桂枝 6g，炒白术 20g，肉桂（后下）2g，蛤蚧 2g，党参 15g，鹿角 9g，7 剂。

2021 年 7 月 21 日四诊：患者诸症均明显减轻，自汗大减，入睡快，中间基本不醒。舌苔薄白腻减轻，脉弦细。

处方一：守上方，14 剂。

处方二：防风 6g，紫苏叶 6g，14 剂。试将此方加入处方一中，如服药后也有不适，就停服。

2022 年 7 月 13 日，因其他疾病就诊。诉上症基本消失，且未复发。

【按语】

患者胃痞达 20 余年，屡治无效。经辨证属脾阳不振，水饮内停，肝气不舒，清阳不升。故拟五苓散合四逆散治之，果获显效。然患者既往服柴胡剂胃脘不适，这次服药五天后也出现类似情况，故此后单用五苓散，又增入益气温阳之品，疗效显著。说明本案之所以得效，主要还是五苓散之力。

五、五苓散合四逆散加味治胃痞舌剥案

Z某，女，61岁。2015年4月8日初诊。

主诉：胃脘胀满1年。

病史：胃脘胀满，饭后明显。经常头昏，前额为重。背部发冷，冬天尤甚。口不渴，想不到要喝水。容易操心，夜寐欠安，半夜一二点即醒。右侧乳房胀痛，大便调，有脚气。有糖尿病（服二甲双胍控制）、脂肪肝病史。舌右边苔薄白，左边无苔，中间有裂纹，脉稍涩弦。

处方：茯苓15g，猪苓15g，肉桂（后下）6g，泽泻15g，白术15g，柴胡9g，白芍9g，枳壳9g，甘草6g，香橼皮9g，紫苏子30g，陈皮9g，7剂。

2015年4月16日二诊：胃脘胀满除，睡眠已安。头昏减轻，但今天仍有，晕在前额。左边舌苔长出来了，脉稍涩弦。

处方：守4月8日方，加白蒺藜9g，葛根15g，14剂。

二诊后，患者离沪回家乡，其女2015年7月2日告知，患者诸症均除，唯偶有头昏。

【按语】

本案用五苓散着眼于胃痞、头昏、背部发冷，特别是口不渴、想不到要喝水，这是辨证的关键。患者的舌苔是右边薄白，左边无苔，中间有裂纹。这样的舌苔，一般认为是阴虚、津液不足，常用养阴生津法，而不敢用化湿利水方药。但结合患者口不渴，很少想到要喝水，可知此为"水壅津亏"，即本质是水饮积聚，因而反导致了另一些地方看似"津亏"，如本案之舌苔，此时用化饮的方法，

水饮消散了，津液代谢恢复了，反而不再"津亏"。所以二诊时，我们能看到患者的左边舌苔长出来了。至于用四逆散及理气、降气药物，是因为患者有爱操心、右乳胀痛等症。

六、五苓散加味治腹胀案

Z某，女，44岁。2018年4月24日初诊。

主诉：饭后腹胀半年。

病史：饭后整个腹部胀满，很少嗳气，要自己揉腹嗳气了方感舒服，放屁亦很少，不反酸，胃镜未见异常。怕冷乏力，睡眠不佳，纳可；大便过去正常，最近一月偏干难解。自诉口干，但每次喝水只抿一口而已，一天的实际饮水量只有500mL；尿频，一天10次。锻炼身体，走路3km则自觉下身下坠。月经周期或正常，或提前，经期4天，经前先有少量出血4天。末次月经为4月6日。舌胖而边有齿印，脉细弱。

处方：茯苓20g，猪苓20g，肉桂（后下）6g，白术20g，泽泻12g，党参30g，乌药9g，小茴香3g，8剂。

2018年5月2日二诊：饭后腹胀稍减，大便正常，饮水量增加，小便能憋住一点。补充：早上醒来眼皮重，手足沉重。舌胖而边有齿印，脉细弱。

处方：守初诊方，加半夏12g，厚朴9g，紫苏叶9g，生姜9g，7剂。

2018年5月14日三诊：药后喝水增加而尿不再频数。但最近腹胀，嗳气，乏力，背冷，手足冷，睡眠不佳，有时左太阳穴胀痛，CT示散在缺血灶。舌胖而边有齿印，质偏红，脉细弱。

处方：守二诊方，去乌药、小茴香；加紫苏子30g，枇杷叶（包煎）30g，川芎9g，当归9g，天麻15g，白蒺藜15g，丹参20g，

7剂。

2018年8月15日四诊：饭后腹胀大减，放屁增多，大便正常；饮水量增加，小便能憋得住了。睡眠好转，睡醒后眼皮重与手足沉重大减。舌胖而边有齿印，脉细弱。

处方：守二诊方，加太子参15g，当归3g，7剂。

2018年9月12日五诊：饭后腹胀除。舌胖而边有齿印，脉细弱。

处方：守四诊方，去当归；加莱菔子9g，淫羊藿15g，紫苏子15g，7剂。

患者2019年5月14日腹胀复发，又服五苓散加味方，数周而安。

【按语】

五苓散证的病机在于"水壅津亏"。本案患者自诉口干，但仔细问后发现，她实际上喝水只是抿一口而已，一天饮水量仅500mL，这是因为体内水饮内停而津液不能上承，故而口干却不欲饮；水蓄膀胱，故而尿频，一日10次。整个腹部胀满，嗳气、放屁少，是水饮内停，气机阻滞的表现。久行则下身下坠，说明气不足，运动后气耗而下陷。结合舌脉，故判为气虚而水饮内停证。方用五苓散加党参、乌药、小茴香补气，助气化。三诊时，又加入紫苏子、枇杷叶以降气。药后病情逐日好转，乃至腹胀消失。

七、五苓散合四逆散加味治下腹部胀满案

C某，男，16岁。2021年6月13日初诊。

主诉：下腹部胀满半年。

病史：近半年来，患者每日或隔日下腹部胀满，持续半天或

一天，如果是持续一天，则中午好一点，其他时间均胀满。其症见下腹部鼓起，要放屁或主动嗳气乃舒。平时容易紧张，去年焦虑明显，今年好转，头晕，有时要深呼吸、叹气，注意力不集中，手足冷、出汗（但刻下手足不冷不出汗），纳呆，睡眠尚可，长痘痘（胸背、面部均有），大便 2～3 日一次，偏烂而黏，口不干，喝水少，喝水后很快会小便，既怕冷又怕热，但更怕热。有鼻窦炎病史，经常有鼻涕，呈绿色。舌苔前剥、后黄腻，滑，中有裂纹，脉弦。

处方：猪苓 12g，泽泻 8g，茯苓 12g，炒白术 12g，桂枝 1g，炙甘草 6g，柴胡 9g，生白芍 6g，炒枳实 6g，乌药 9g，小茴香 1g，黄芩 9g，7 剂。

2021 年 6 月 27 日二诊：患者下腹部胀满减轻一半，纳增，嗳气大减，叹气仍有；有鼻涕，呈绿色，头仍晕，大便 2 日一次成形，喝水后很快要小便。舌苔前剥、后黄腻均减轻，中有裂纹，脉弦。

处方一：守初诊方，7 剂。

处方二：生藕节 40g，1 剂，打粉，适量吹鼻，每日 3 次。

2021 年 7 月 21 日三诊：患者下腹部胀满基本消失了，纳增，嗳气大减，偶有叹气，头晕除，仍有鼻涕；大便 2～3 日一次，成形，偏干；喝水后，即要小便之症好转。舌苔薄白，不剥，后半之黄腻大减，中有裂纹；脉弦。

处方：猪苓 20g，泽泻 8g，茯苓 20g，炒白术 20g，桂枝 2g，柴胡 9g，生白芍 9g，炙甘草 6g，炒枳实 6g，乌药 15g，小茴香 1g，黄芩 9g，金银花 9g，连翘 9g，蒲公英 30g，白花蛇舌草 30g，7 剂。

【按语】

患者之下腹部胀满，要放屁或主动嗳气乃舒，并结合其容易紧张、手足冷、大便黏、口不干、喝水少等脉症而断为气滞、水饮交阻。初诊用五苓散化饮，四逆散理气，乌药、小茴香温阳化气。因为患者怕热略甚于怕冷，且舌苔后半黄腻，故五苓散与小茴香剂量均用得小一点，以求稳妥；另加黄芩监制之。药后，下腹部胀满即减轻一半。二诊用生藕节打粉吹鼻，外治以疗其鼻渊。共服药14剂，患者缠绵半年之下腹部胀满即基本消失了。

八、五苓散治嗳气案

M某，男，10岁。2013年7月28日初诊。

家长代诉：嗳气半年。

病史：食后腹胀，嗳气连连，胃纳尚可。最近已检查胃镜：浅表性胃炎。伴乏力自汗，畏寒，入睡难，遗尿，容易感冒。大便正常，口不渴，喝水少。手臂上有极细小的皮疹，不痒。爪甲不华，有黑眼圈。舌胖，脉弱。

处方：猪苓15g，茯苓15g，白术15g，泽泻20g，肉桂（后下）6g，7剂。

2013年8月11日二诊：食后腹胀与嗳气已除，畏寒减轻，黑眼圈亦减淡。仍有难入睡，遗尿，乏力。舌胖的程度减轻，脉弱。

处方：猪苓12g，茯苓12g，白术12g，泽泻15g，肉桂（后下）6g，党参20g，柏子仁30g，酸枣仁30g，蚕茧6g。7剂。

2013年8月18日三诊：遗尿由每天均有，减少为一周3次；喝水量增加，皮疹减轻。仍难入睡，舌脉如上一周所见。

处方：守8月11日方，加夜交藤60g，金樱子30g，7剂。

【按语】

患儿因嗳气很多而来就诊。仔细问诊，发现还有食后腹胀、畏寒乏力、自汗、口不渴、喝水少，手臂上还有极细小的皮疹，舌胖而脉弱。均属阳气不足，水饮内停。故用五苓散原方治疗，食后腹胀与嗳气迅即消除。

九、先用旋覆代赭汤，后用五苓散、四逆散治嗳气案

S某，女，53岁。2022年1月9日初诊。

主诉： 嗳气伴上腹部胀半年。

病史： 患者2021年7月开始站桩，当时是站桩时嗳气，之后演变为平时（即不站桩时）频繁嗳气。嗳气整天都有，与饮食无关，不管饭前饭后，且胃脘痞满。过去很怕冷，站桩后好转，但最近一周四肢冰凉。站桩后，放屁增多，纳可，寐安，便秘（4～5日1次），不是很干，需要用开塞露。腹诊：全腹有点硬。有慢性胃炎、胆囊息肉、卵巢囊肿、乳腺结节病史。舌淡红，苔薄白腻，脉弦。

处方： 旋覆花（包煎）9g，代赭石（先煎）25g，生姜25g，姜半夏9g，大枣15g，党参30g，炙甘草6g，枇杷叶（包煎）30g，炒紫苏子30g，火麻仁25g，7剂。

2022年1月19日二诊：服药后胃脘痞满减轻，嗳气减少，但今天吃瓜子后嗳气频仍。大便2日1次，仍需使用开塞露。腹诊：全腹有点硬，剑突下明显，且有压痛。再次询问病史得知：患者口不干，一天喝1杯水，2杯药；小便一天4～5次。舌淡红，苔薄白，偏滑，脉弦。

处方： 猪苓20g，泽泻9g，茯苓20g，炒白术20g，桂枝6g，7剂。

2022年1月26日三诊：服药后，胃脘痞满、嗳气均明显减轻。大便2～3日1次，仍使用开塞露，大便不硬。腹诊：全腹有点硬，但程度减轻，相对而言，剑突下较明显，压痛减轻。舌淡红，苔薄白，脉弦。

处方一：猪苓18g，泽泻8g，茯苓18g，桂枝5g，炒白术18g，12剂。

处方二：柴胡1g，炒白芍1g，炒枳壳1g，甘草1g，14剂，打粉，冲服。

2022年2月9日四诊：服药后胃脘痞满、嗳气基本消失，最近几日大便一天1次，不再用开塞露，通畅。腹诊：全腹都不硬了，剑突下压痛也不明显了。舌淡红，苔薄白，脉弦。

处方一：守三诊处方一，12剂。

处方二：守三诊处方二，加海螵蛸1g，淮小麦1g，12剂，打粉，冲服。

【按语】

本案患者在练习站桩之后，出现嗳气、放屁。本为气机流通的表现，但逐渐嗳气加重，且平时都时时嗳气，可能是练功不得法所致，引起气机逆乱。故初诊按"心下痞硬，嗳气不除"的旋覆代赭汤证治疗，取得良效。但患者饮食不慎，瓜子等坚果类属于滋腻之品，服之嗳气又有反复。二诊追问病情，获知其口不干，喝水少，且舌苔偏滑，说明水饮为患，故改用五苓散，效果颇佳。三诊又加用四逆散，病情渐愈。

十、五苓散加味治泄泻案

Y某，女，65岁。2014年2月23日初诊。

主诉：泄泻 10 余年，复发 3 天。

病史：患者 10 余年前出现腹泻、便血、黏液便，外院诊断为溃疡性结肠炎，曾服中药治疗反而腹泻加重，后服西药治疗，病情控制。最近 3 天腹泻复作，一天三五次，有黏液，口不干，喝水少，小腹怕冷，手冷，有脚气，年轻时脾气不好，爱发脾气，步入老年后好转，纳寐可。白发很多，面色晦滞，有黑眼圈，舌胖而有齿印，舌偏淡紫，有裂纹，苔少，脉弱。

处方一：猪苓 20g，茯苓 30g，白术 30g，肉桂（后下）6g，泽泻 30g，党参 20g，制附子 6g。7 剂。

处方二：山药 40g，扁豆 40g，食疗，7 剂。

2014 年 3 月 7 日二诊：服上方后大便基本正常了。舌胖而有齿印，苔长出来了，脉弱。

处方一：守初诊方一，改猪苓 30g，党参 9g，制附子 9g，加柴胡 9g，升麻 6g，7 剂。

处方二：守初诊方二，7 剂。

随访数年，大便均正常。

【按语】

这位患者口不干、喝水少、小腹怕冷、大便溏薄、有脚气，均提示阳虚水饮内停，但其舌有裂纹且苔少，是阴虚津亏，还是水壅津亏？这是一个困扰人的问题。长期以来，这种舌象被认为是阴虚津亏的一个重要征象，而成为禁锢人思维的清规戒律。我打破这种条条框框，将此放到整个脉症中去看，把这种舌象理解为水壅津亏证更为合理。所以选用五苓散加党参、附子，另以山药、扁豆健脾化湿作为食疗方，取得显著效果。

十一、五苓散合四逆散治唇炎案

Z某，女，44岁。2021年4月15日初诊。

主诉：嘴唇干裂、口角生疮3个月。

病史：今年1月以来，嘴唇干裂，有脱屑，瘙痒，口角生疮。平时口不干，想不到要喝水。稍有点怕冷。素来比较容易紧张，容易出手汗，乏力。有黑眼圈，眼袋；嘴唇干裂，有脱屑，有黑点；舌紫而胖，边有齿印，苔薄白腻，脉虚弦。

处方：猪苓15g，茯苓15g，炒白术15g，泽泻8g，肉桂（后下）3g，柴胡9g，生白芍9g，炒枳壳9g，甘草6g。14剂。

2021年4月29二诊：服药1周后，嘴唇干裂、脱屑、瘙痒情况明显好转。舌紫而胖，边有齿印，苔薄白腻，脉虚弦。

处方：守初诊方，加党参30g，7剂。

【按语】

《水壅津亏证·五苓散》一文介绍了十六则医案，其中两个医案就是嘴唇干裂的。嘴唇干裂，人们第一反应往往是滋阴润燥，但这很可能是头痛医头、脚痛医脚。经过四诊，我们知道本案患者口不干、想不到要喝水、舌苔薄白腻、脉虚弦，这就是水饮为患，当用五苓散。另一方面，患者容易紧张、出手汗，这是四逆散证。故取两方合用之，一周即效。

十二、五苓散合四逆散加味治手指皮肤皲裂案

W某，男，54岁。2015年11月20日初诊。

主诉：十指除小指外，均皲裂疼痛半年。

病史：十指除小指外，均皲裂疼痛，曾服中药无效。乏力，梦

多，容易紧张，手足冷而出汗，大便一日数次，溏薄，口不干，喝水少，纳可。唇紫，舌苔薄白腻，脉弱。

处方一：茯苓 20g，猪苓 20g，白术 20g，泽泻 20g，肉桂（后下）3g，柴胡 9g，白芍 9g，枳实 9g，甘草 3g，乌梢蛇 12g，干蟾皮 3g，艾叶 2g，吴茱萸 2g。10 剂。

处方二：青黛 5g，五倍子 5g，川连 5g，紫草 5g，吴茱萸 5g，1 剂。上药打粉，浸泡在麻油中，用麻油涂患处，一日数次。

2015 年 12 月 4 日二诊：上症减轻，矢气增多，舌苔薄白腻，脉弱。

处方：守初诊方，加党参 30g，凌霄花 9g，10 剂。

2015 年 12 月 18 日三诊：现只有右食指有皲裂，余均无，大便一日 2 次，溏薄。舌苔薄白，脉弱。

处方：守二诊方，改肉桂（后下）6g，加制附子 1g，10 剂。

【按语】

患者十指除小指外，均皲裂疼痛，似燥而实湿，从其口不干、喝水少、大便次数多而溏薄、苔薄白腻可知，故用五苓散。又因容易紧张、手足冷而出汗，而配合四逆散。再加艾叶、吴茱萸、乌梢蛇、干蟾皮温阳散寒，祛风止痒。用药 20 剂，取得显著效果。

十三、五苓散加味治鼻鼽案

J某，男，67 岁。2020 年 8 月 20 日初诊。

主诉：打喷嚏、流鼻涕 10 余年。

病史：晨起即打喷嚏，流清涕，鼻涕不住地流，一直要到午后才稍好转；遇冷会加重。平素口不干，喝水甚少。不怕冷也不怕热。自服附子理中丸后，近两三月来较前口渴，喝水增多，但打喷嚏、流清涕未改善。睡眠不佳，精力可，出汗、胃纳、大便调。2016 年体检发现肝囊肿。唇紫；舌胖有齿印，苔滑，中间裂纹，有舌缨线；脉沉涩。

处方一：桂枝 9g，炒白术 20g，猪苓 20g，茯苓 20g，泽泻 9g，细辛 3g，蜂房 9g。7 剂。

处方二：辛夷 20g，白芷 20g，薄荷 10g，炒苍耳子 10g，打粉。1 剂。取适量，吹鼻，每日二三次。

2020 年 8 月 27 日二诊：服药 1 剂，晨起打喷嚏，流清涕即好转 70%。唇紫，舌胖有齿印，中间裂纹，脉沉涩。患者希望在中药汤剂中，加一些药以治疗其肝脏囊肿。

处方：守处方一，加炒薏苡仁 15g，鹿角霜 15g，浙贝母 9g，山慈菇 6g。7 剂。

2020 年 9 月 5 日三诊：近一周打喷嚏、流清涕较上一周稍有加重。舌脉如前。

处方一：桂枝 9g，炒白术 20g，猪苓 20g，茯苓 20g，泽泻 9g，细辛 3g，蜂房 9g，鹿角霜 15g。7 剂。

处方二：荆芥 9g，防风 9，辛夷 9g，白芷 9g。7 剂。煎汤熏鼻，每日一二次。

2020 年 9 月 17 日四诊：药后晨起打喷嚏、流清涕较上周又有所减轻，且自觉面部赘疣稍有缩小。面色好转，舌脉如前。

处方一：守三诊处方一，改炒白术 30g，猪苓 30g，茯苓 30g；加荆芥 3g。7 剂。

处方二：守三诊处方二，加葛根 9g，7 剂。煎汤熏鼻，每日一二次。

2020 年 11 月 18 日电话随访，打喷嚏、流清涕症状较未就诊前好转 90%，面部赘疣也缩小了。

【按语】

本案患者采用五苓散治疗，仅加了露蜂房与细辛，1 剂即获得明显效果。其辨证眼目在于口不干与舌滑。《水壅津亏证·五苓散》言之甚详，本文不赘。

这里要提醒读者注意的是，二诊根据患者的要求，加了四味药治疗肝囊肿，效果反而降低了。三诊减去了这四味药中的三味，只保留了鹿角霜，效果又显著了。说明药物多，不见得效果就好，甚至可能反而效果差；药味精简，针对性强，或许效果更好！

十四、五苓散治鼻衄案

Q 某，女，41 岁。2020 年 10 月 18 日初诊。

主诉：经常打喷嚏、流涕 1 年，加重 1 个月。

病史：患者 1 年来晨起易打喷嚏、流涕，近 1 个月来每天早上打很多喷嚏、流很多鼻涕，刚醒时鼻塞，慢慢减轻，白天不明显。近两年怕冷、乏力，容易胃痛，胃纳、睡眠可，大便日行 2～3 次，不干结但费力或腹泻。口不干，主动喝水，如果喝水则很快会多次小便。月经周期正常，量多，白带透明，不痒，有子宫肌瘤病史。最近有点手心热，足底易出汗。舌苔薄白稍腻，有舌缨线，脉偏弦。

处方：猪苓 20g，茯苓 20g，炒白术 20g，泽泻 9g，桂枝 6g，蜂房 9g，生晒参粉（早上空腹冲服）6g。14 剂。

2020 年 11 月 1 日二诊：服药 3 剂，喷嚏、鼻涕均除，但早上醒来仍有点鼻塞。手心不热了，但自觉服用人参有点上火，故服 4 天后自行停用，后来自觉上火情况消失。舌苔薄白稍腻，脉偏弦。

处方：猪苓 15g，茯苓 15g，炒白术 15g，泽泻 6g，桂枝 4g，蜂房 6g，桔梗 6g，当归 9g，炒白芍 9g。7 剂。

【按语】

本案患者之所以用五苓散，第一，是因为她口不渴，是主动喝水的，这是用五苓散的一个重要的着眼点。第二，是因为她喝水后即要多次小便，这是《伤寒论》五苓散条文里"小便不利"的一个具体体现。而打喷嚏、流鼻涕、怕冷、乏力，都是阳虚水饮内停的表现。综合以上见症，再验之舌苔薄白稍腻、舌缨线、脉偏弦之舌脉，断为五苓散证自无疑义。取此方加蜂房、人参，确实获得了显著效果。

十五、五苓散加味治半夜打喷嚏案

Z 某，女，34 岁。2021 年 8 月 27 日初诊。

主诉：半夜打喷嚏半年。

病史：最近半年半夜 2～3 点因为鼻痒、打喷嚏而醒，伴清涕、鼻塞，持续 1 个小时。晨起也会打喷嚏、鼻塞、流黄涕；白天则遇到环境冷热变化，或者是冷空调里时间待长了，也会打喷嚏与流清涕。神疲乏力，纳可，二便调。平素怕冷，特别是手脚冷，口不干，喝水少。月经周期 28 天，最近一年经期延长至 9～10 天。舌淡红，有点刺，有舌缨线，脉偏弱。

处方：猪苓 20g，茯苓 20g，炒白术 20g，泽泻 9g，桂枝 6g，细辛 2g，制半夏 9g，陈皮 9g。7 剂。

2021 年 9 月 4 日二诊：本周有 2 天半夜 3 点多醒来打喷嚏、流鼻涕近 1 小时，其他时间半夜未打喷嚏。舌淡红，有点刺，脉偏弱。

处方：守初诊方，改桂枝 9g，细辛 3g；加白芷 30g，葛根 30g。7 剂。

2021 年 9 月 11 日三诊：本周夜间未打喷嚏，但白天的情况差不多。9 月 9 日来月经。舌淡红，有点刺，脉偏弱。

处方：守二诊方，加党参 30g，7 剂。

2021 年 9 月 16 日四诊：本周夜间未打喷嚏，白天的情况也明显好转。舌淡红，有点刺。脉偏弱。

处方：守三诊方，加炒决明子 9g，防风 9g，老鹳草 6g，7 剂。

【按语】

患者半夜两三点因为鼻痒而醒，打喷嚏，鼻塞，流清涕，要持续一个小时，严重影响睡眠。半夜发病，且素来畏寒，均属于阳气虚弱的表现；再结合口不干，喝水少，属于阳虚而水饮内停。故予五苓散加味治疗，而取得显著效果。以上三案从西医角度讲，都属于过敏性鼻炎，说明本病有一些患者属五苓散证。

十六、五苓散治三叉神经痛案

Z 某，女，22 岁。2020 年 9 月 27 日初诊。

主诉：左侧面部疼痛 3 个月。

病史：患者 2015 年因车祸致左面部肿痛，3 个月后症状消失了。今年 6 月开始，左侧面部出现疼痛，呈持续性，遂至上海市第九人民医院就诊。核磁共振检查示：左侧三叉神经根外侧见有小动脉与之相粘连，神经根受压，局部变细，位置明显改变；右侧周围未见明显小血管与之接触。放射学诊断：左侧三叉神经与血管关系密切。一开始左侧面部疼痛较甚，最近呈隐痛，昨日起左肩颈亦疼痛不适。平素乏力，畏寒，口不干，喝水少。舌胖而边有齿印，质偏淡，苔滑，脉弱。

处方：猪苓 20g，泽泻 9g，茯苓 20g，桂枝 6g，炒白术 20g。7 剂。

2020 年 10 月 4 日二诊：药后左侧面部疼痛消失，但仍有左肩颈疼痛，晚上睡觉有点热，不冷，仍乏力，口不干，喝水少。舌胖而边有齿印，质偏紫，苔滑，脉弱。

处方：守初诊方，改桂枝 5g；加炒白芍 9g，柴胡 9g，炒枳壳 9g，甘草 6g。7 剂。

2020 年 11 月 29 日随访，服药后左侧面部疼痛再未发生，精力好转。

【按语】

三叉神经痛，一般多从风、从瘀论治。本案不循常法，另辟蹊径，从患者实际出发，用五苓散原方。药不过五味，一诊即效。其中的辨证眼目，是畏寒、口不干、喝水少，结合舌脉也是阳虚水饮内停的特征，故处以温阳化饮之五苓散，疗效卓著。因此，临床上切不可把五苓散视作一首简单的利水方剂，把视野收缩在水肿病上，那就大大限制五苓散的运用。

十七、五苓散合四逆散治头痛案

P 某，男，19 岁。2021 年 8 月 21 日初诊。

主诉：后脑勺疼痛 3 个月。

病史：长期后脑勺胀痛不适，最近 3 个月出现后脑勺闪电样疼痛，每天疼几次，每次持续一两分钟。平时脾气急，易紧张，腋下、手脚心容易出汗，入睡慢，容易口干唇干，但喝水不多，每天饮水量在 1200～1500mL，怕冷。有时看书时会流泪，视力下降快。有鼻炎病史多年，经常打喷嚏、流鼻涕，且常鼻衄。舌胖而边有齿印，苔滑，脉沉偏弦。

处方：猪苓 20g，茯苓 20g，白术 20g，肉桂（后下）6g，泽泻 8g，柴胡 9g，炒白芍 30g，枳壳 9g，甘草 6g。7 剂。

2021 年 8 月 28 日二诊：服药两三天后，后脑勺胀痛减轻，闪电样疼痛次数减少，最近就睡前会发一次，持续一两分钟。睡眠好转，睡前口渴。鼻衄次数大减。舌胖而边有齿印，苔滑，脉沉偏弦。

处方：守初诊方，加葛根 30g，白芷 30g，鹿角 30g，羌活 9g。14 剂。

2021 年 9 月 11 日三诊：后脑勺胀痛大减，闪电样疼痛一天或两天发作一次，一次只持续几秒。睡眠明显好转。精力好多了，开朗了（妈妈在一边说过去比较压抑）。最近一周有过一次鼻衄，打喷嚏除，流鼻涕减轻。舌胖而边有齿印，脉沉偏弦。

处方：守二诊方，加琥珀粉（冲服）3g。14 剂。

2021 年 10 月 16 日四诊：后脑勺胀痛与闪电样头痛均消失，流鼻涕减轻，最近吃坚果较多。舌胖而边有齿印，苔薄白稍腻，脉沉偏弦。

处方：守二诊方，加党参 30g，姜半夏 15g。14 剂。

【按语】

本案主要从方剂辨证着手，患者存在五苓散证与四逆散证，故用这两方合方治疗。读者一路读下来，应该能发现其中的辨证要点，而且应该能发现我经常五苓散和四逆散合方使用。这缘于气血水三者的关系，在《半日临证半日读书二集》中有相关论述，在本书上篇也有案例介绍，可以一读。

十八、五苓散加味治眩晕案

G某，男，78岁。2021年6月26日初诊。

主诉：反复头晕5年，加重2年。

病史：5年前曾有几次天旋地转，后好转；近2年则每天都头晕，这种头晕无视物旋转的感觉，主要晕在头之右侧，两腿无力，站立、走路不稳，乏力嗜睡，晚上9点睡到早上7点，白天仍没精神，整个下午都要睡觉。上症久治无效，包括住院治疗亦无寸效。平时眼睛干涩，记忆力差，颈部酸痛，小便白天少、夜尿则有三四次，便秘已20年，纳可，口不干，喝水少，不怕冷也不怕热，出汗正常，无鼻炎病史，平时也无痰。有脑梗死、低血压病史，颈动脉有斑块。由家属扶着走进诊室，病恹恹的样子。舌胖而边有齿印，苔薄白而滑，脉弦。

处方：猪苓20g，茯苓20g，白术20g，肉桂（后下）6g，泽泻15g。7剂。

2021年7月10日二诊：头晕好转，目前在体位改变时头晕较明显，仍乏力，总想睡觉，眼睛干涩，口不干，喝水少，颈部酸痛。舌胖而边有齿印，苔薄白腻而滑，脉弦。

处方：守初诊方，加党参30g，姜半夏15g，陈皮6g。7剂。

2021年10月9日三诊：早上起来头晕已明显缓解，但两小时后开始头晕，有时有头顶痛，腿软较前好转，但站十分钟后会腰酸。补充：近2个月吃饭时，有清水鼻涕流出来，但无鼻塞（初诊时即询问过患者与鼻炎有关的症状，但当时患者没有想起来，这次想起来这一症状）。舌胖而边有齿印，苔薄白稍腻而滑，脉弦。

处方：守二诊方，加土茯苓30g，葛根30g，白芷30g。7剂。

2022 年 1 月 22 日因其他问题就诊，告知上次药服用后，头晕基本缓解。这次进入诊室步履稳健，不需人搀，精神面貌较好。

【按语】

患者眩晕加重两年，且症状繁多，久治无效，颇为痛苦，陪同前来的妻子、儿子也很苦恼。辨证为水饮为患，清气不升，处方用五苓散原方，仅仅五味药，一诊即获效，继续治疗，仅三诊便取得明显效果。

十九、五苓散加味治背部畏寒、下肢沉重案

S 某，女，50 岁。2017 年 12 月 30 日初诊。

主诉：背部畏寒 10 年，下肢疲劳沉重 1 周。

病史：患者 10 年前生产后，因感身热而常露出背部。有一天（当时为 9 月下旬），忽感背部一阵凉气钻骨，自此以后背部特别畏寒，持续至今，入秋后明显，但下半身不怕冷。并诉近 1 周乏力，下肢尤其疲劳、沉重，走不动，以前也有过这种情况，但休息 1～2 天可自行缓解，这次持续 1 周还不缓解。平时口不干，想不起喝水，纳可，大便正常。舌胖而边有齿印，苔薄白腻，脉弱。

处方：猪苓 20g，茯苓 20g，白术 20g，泽泻 12g，肉桂（后下）6g，苍术 12g，党参 30g。7 剂。

2018 年 1 月 27 日陪爱人就诊，诉服上药 3 剂后，下肢疲劳沉重除，精力大振，背部畏寒亦明显减轻。

【按语】

患者贪凉，而寒气最易从项背侵袭人体，故背部畏寒达十年之久；最近一周，患者下肢疲劳、沉重；再结合其平时口不干，想不

起喝水，舌胖而边有齿印，苔薄白腻，脉弱，断为阳虚寒饮。拟五苓散加苍术、党参温通益气，散寒化饮，取得明显效果。

二十、五苓散合四逆散治背冷案

X某，男，45岁。2021年7月31日初诊。

主诉：后背冰冷2个月。

病史：近2个月后背冰冷伴神疲乏力，容易头晕，指尖发麻发紧，口不干，喝水少；喝水后一小时就要解小便，一天七八次小便；大便成形。即使夏天也很少出汗，但一直有手汗，容易紧张。面色晦滞，唇紫，舌胖而边有齿印，苔滑、中有裂纹，脉沉弦。2019年6月21日头颅CT示左侧额叶皮质下出血可能，左侧上颌窦炎。

处方：猪苓20g，茯苓20g，白术20g，肉桂（后下）6g，泽泻8g，柴胡9g，白芍9g，枳壳9g，甘草6g。7剂。

药后病情好转，因在外地不能前来就诊，故原方配了7剂续服。

2021年8月14日二诊：后背不怕冷了。有时舌麻、手麻，躺下时感觉脑子充血，容易紧张。面色好转，舌胖而边有齿印，中有裂纹，脉沉弦。

处方：守初诊方，加地龙9g，水蛭6g，淮小麦90g。12剂。

2021年8月28日三诊：自诉感觉气不足，早上十点多开始感觉累，手麻。过去即使夏天也很少出汗，现在出汗多了。有鼻炎病史，之前使用滴鼻药而症状消失，最近2周未用，近来早上起来时流鼻涕。另补诉：时有痔疮脱出。面色好转，舌胖而边有齿印，苔薄白稍腻、中有裂纹，脉沉弦。

处方：守二诊方，加党参30g，黄芪30g，桔梗9g，升麻9g，知母 9g。14 剂。

药后手麻大减，精力好转。

【按语】

患者主诉背部冰冷，结合其口不干、喝水少、喝水后一小时就要小便，且喝水少一天也有七八次小便，以及舌苔滑、脉沉弦等脉症，判为五苓散证。患者就诊时表情忧心忡忡，总是怀疑自己得了什么严重的病，自己也承认自己容易紧张，手心容易出汗，这些都指向了四逆散证。故初诊以此二方合方治疗，即取得明显效果。

二十一、五苓散加味治癃闭案

Q 某，女，51 岁。2022 年 1 月 26 日初诊。

主诉：小便困难 1 年半。

病史：患者 2020 年 5 月，因排尿困难伴尿频在外院就诊，考虑尿道梗阻；当年 6 月 1 日行经尿道膀胱电灼术，手术顺利，但术后仍排尿困难。曾先后服用哈乐、米拉贝隆、溴比斯的明等治疗。目前小便困难，点滴而出，服溴吡斯的明稍有好转。平素失眠，怕冷，过去口不干，不要喝水，经尿道膀胱电灼术后则容易口干，喝水增多，每天约 2000mL，大便、胃纳正常。有时突然心里热，要脱衣服，出冷汗。39 岁时，曾行子宫切除术。最近 2 个月，两手晨起肿胀僵硬，右手大拇指翘不起来，近期左手大拇指也开始发作了。舌淡红，脉沉弦。

处方：猪苓 20g，茯苓 20g，炒白术 20g，泽泻 9g，桂枝 6g。14 剂。

并针刺 1 次，两手大拇指屈伸当即明显好转。

2022 年 2 月 9 日二诊：服中药后，患者即停西药，小便比过去明显好转。两手晨起肿胀僵硬好转，右手、左手大拇指屈伸也好转。有时突然心里热、要脱衣服、出冷汗之症，本来一天 4～5 次，现在减少为 2～3 次。仍失眠。舌淡红，脉沉弦。

处方：守初诊方，加淫羊藿 9g，知母 9g，黄柏 9g，炒酸枣仁 30g，柏子仁 30g。7 剂。

继续针刺治疗。

2022 年 2 月 20 日三诊：小便比过去明显通畅了。两手晨起肿胀僵硬、两手大拇指未能进一步好转。仍失眠，有时突然心里热、要脱衣服、出冷汗之症，现在一天 3～4 次。但患者平时是怕冷的。舌淡红，脉沉弦。

处方：守二诊方，去淫羊藿、知母；加花椒 0.5g，乌梅 9g，细辛 0.5g，干姜 0.5g，黄连 3g，当归 9g，附子 0.5g，党参 15g，炒白芍 15g。14 剂。

继续针刺治疗。

2022 年 3 月 6 日四诊：患者小便比过去明显通畅，两手晨起肿胀僵硬减轻，两手大拇指屈伸好转。有时突然心里热、要脱衣服、出冷汗的情况明显减轻减少。并诉本来心口不适，现在也明显减轻了。舌淡红，脉沉弦。

处方：守三诊方，去附子；加灵芝 30g，珍珠母（先煎）30g。14 剂。

2022 年 7 月 24 日五诊：服药后小便已恢复正常。最近一个月又出现小便困难，7 月 13 日开始服溴吡斯的明，但小便仍点滴而出，一次小便要花 10 分钟。怕冷，口不干，喝水很少，坐着站起来会腰酸，睡眠不佳。有时突然心里热、要脱衣服、出冷汗之症已明显减少减轻。舌淡红而胖，边有齿印，脉沉弦。

处方：桂枝 6g，肉桂（后下）3g，炒白术 20g，猪苓 20g，茯苓 20g，泽泻 9g，炒酸枣仁 30g，柏子仁 30g，紫苏叶 9g，杏仁（后下）9g。7 剂。

2022 年 7 月 31 日六诊：患者服中药后西药即停，服中药 4 天后，小便明显好转，有力了，本来小便点滴而出，现在成线了，小便一次花 2 分钟。怕冷减轻，口较前干，一天喝水量增至 1500mL。补充：容易生气，喜欢叹气。舌淡红而胖，边有齿印，脉沉弦。

处方：守五诊方，加香附 9g，郁金 9g。7 剂。

继以上方加减调治，服至 8 月 28 日小便完全恢复正常。

【按语】

患者尿道梗阻虽经手术治疗，但效果不理想。在服用西药的情况下仍小便困难，点滴而出。初诊因其属阳虚气化不利而用五苓散，患者停西药而小便困难反得以改善。继而因其出汗异常而先后合用二仙汤与乌梅丸，特别是合用乌梅丸后，出汗异常亦得以明显减轻，小便困难基本消失。3 个多月后，患者病情反复，此次就诊仍用五苓散加用苏叶、杏仁宣肺，酸枣仁、柏子仁养肝安神，小便困难得以明显改善，继续调治而愈。

2022 年 12 月 2 日定稿

我用猪苓汤的心得与治验

猪苓汤虽是一张著名的经方，但古今医家用得很少，即便运用也往往局限在泌尿系统疾病中。我是先会用五苓散后，才会用猪苓汤的，并且像用五苓散那样用之较广。接下来我将从两方面介绍我是如何用猪苓汤的，而第一方面就是在与五苓散的同与异的分析中学会使用。

我用五苓散的经验，在《半日临证半日读书二集》中已有专文介绍，本书又选录了用五苓散的案例二十一则，读者宜先阅读这两篇文章，明了"水壅津亏"的假说，知道五苓散证的主症在《伤寒论》中虽为"消渴"，但临床可见很多患者并不"消渴"。恰恰相反，他们往往口不干，因此不要喝水，或想不到要喝水，甚至觉得喝水后不舒服。在掌握了五苓散的主要病机与运用指征之后，我们再来看猪苓汤的运用。

首先要察两方之同。两方同在哪里呢？那就是它们的主要病机都有"水壅津亏"的一面，"水壅"则是它们的运用指征都有口不干、不要喝水，或想不到要喝水，甚至喝水后不舒服。这是最常见，也是最重要的。此外，当然还可以有其他"水壅"表现，如眩晕、胃痞、泄泻、脚癣、妇人带下等，舌苔滑，或舌苔腻。"津亏"则有嘴唇干裂、便秘、皮肤干燥，舌有剥苔等表现。"水壅"是本，是必见的；"津亏"是标，不是必见的，但见到了，我们不会迷惑，当知其本。从这一点上来说，猪苓汤证与五苓散证的差别仅在于互为对待，即五苓散证偏虚寒，猪苓汤证偏虚热，而这就是两方之异。明乎此，则五苓散能用得多么活，猪苓汤也就同样能用得多么活。

上面说的是从猪苓汤与五苓散的同与异的分析中学会使用猪苓汤。接下来说第二方面，就是猪苓汤证自身的一些特点。这我们可以从《伤寒论》条文来分析。一共三条，下面逐条讨论。

宋本《伤寒论》223 条谓："若脉浮发热，渴欲饮水，小便不利者，猪苓汤主之。"（《金匮要略·消渴小便不利淋病脉症并治》中有相同条文。）

这一条与五苓散在《伤寒论》中最主要的脉症是基本相同的。

宋本《伤寒论》224 条谓："阳明病，汗出多而渴者，不可与猪苓汤。以汗多胃中燥，猪苓汤复利其小便故也。"

这一条从反面来论述猪苓汤，指出单纯的津液伤是不能用猪苓汤的。这是自然的，阳明病，单纯的津液伤，当清阳明而治本，或合用益气生津之法。猪苓汤所适用的是津液伤，而且津液代谢失常，所以有小便不利的症状。津液代谢失常又常见"水壅津亏"征象，这一病机的关键在"水壅"，而"津亏"是附带产生的，不是本质，也可以视为一种假象，所以要用猪苓汤去化掉水饮。

以上两条都没有给出猪苓汤证新的用方指征，故不必多谈，重点看宋本《伤寒论》319 条：

"少阴病，下利六七日，咳而呕渴，心烦不得眠者，猪苓汤主之。"

从猪苓汤的药物组成，以方测证，并根据这一条涉及的诸多症状，我们可以拈出猪苓汤证的病机是肾阴不足，心肾不交，湿热弥漫（虽常见湿热下注，但不限于"下注"）。并提示我们可以在泄泻、咳嗽、呕吐、心烦、不寐等病症中运用猪苓汤。特别是咳嗽、心烦、不寐三症，五苓散证中一般不会出现。

《半日临证半日读书二集》里曾详细分析了一例奇特的咳嗽病例，所用方是猪苓汤合黄连阿胶汤，可以参看。这里则介绍一不寐心烦医案。

医案 1

Z 某，女，52 岁。2021 年 1 月 13 日初诊。

主诉：失眠 20 余年，易受惊吓 2 年。

病史：患者 20 多年前，生产之后开始出现早醒，一般凌晨 4～5 点即醒，最近几年则 2 点就醒了，醒来后睡不着了，稍有胸闷烦躁。近 2 年来，因父亲重病而紧张、担心，突然听到一点声响或电话铃响就会莫名惊悸。晨起面目浮肿，口不干，不喜喝水已多年，平时乏力，纳呆，腿软，膝痛，膝盖以下冷，其他地方无明显怕冷怕热。大便长期干燥，近几个月较之前正常，稍偏干，小便一天 4～5 次；无夜尿。1 年半前绝经，无烘热汗出。曾在当地看过中医，无明显效果，去年服用西洋参后膝盖特别冷，停后好转；曾服用红参 3 天，又出现眼睛发红。舌苔薄白稍腻，脉弦紧。

处方：猪苓 9g，茯苓 9g，泽泻 6g，滑石（包煎）9g，阿胶（烊化）5g。4 剂。

2021 年 1 月 17 日二诊：患者首先纠正之前的说法，她说因为每天小便如此，习以为常，所以上次说自己正常，服药后发生变化了，才发现过去实际是不正常的。本来小便应该是每次量少而次数多，刚小便不久又想小便，所以不止四五次。服药后，小便通畅，量多，很舒服，次数减少为一天 4 次。但大便又变得干燥了，导致痔疮发作。睡眠有进步，前天睡得特别好，能连续睡 9 小时，是这 20 多年来从来没有过的事，非常开心。但其他时间还是不太好。面目浮肿明显好转，胸闷也好多了。近两日因从父母那里受了委屈，丈夫埋怨她，两头受气，心情不好，也发过脾气。另补充一点，其丈夫说患者半夜里会把脚伸出来，但她自己不知道，因为醒来时脚在被子里的。舌苔薄白稍腻，脉弦紧。

处方：守初诊方，加黄连 6g，黄芩 6g，炒白芍 9g，大黄（后下）3g。3 剂。

2021 年 1 月 20 日三诊：近 3 天中有 2 天睡眠很好，从晚上 9 点多睡到早上 6～7 点，大便已正常。补充，有下肢静脉曲张 20 多年，左下肢有一片青紫。舌苔薄白腻，脉弦。

处方：守 1 月 17 日方，去大黄，加姜半夏 9g。4 剂。

2021 年 1 月 24 日四诊：近 4 天睡眠有 1 天很好，另几天尚可。面目浮肿明显改善，小便正常，惊悸大减。舌苔薄白，脉弦。

处方：猪苓 12g，泽泻 12g，茯苓 12g，滑石（包煎）12g，阿胶（烊化）7g，黄连 6g，黄芩 6g，炒白芍 12g。3 剂。

2021 年 2 月 25 日随访，患者诉睡眠、易受惊吓的情况比过去好多了，所以就不过来看病了。

【按语】

根据患者晨起面目浮肿、口不干、不喜喝水，可以判为五苓散证或猪苓汤证，但究竟该用哪一方呢？有点难度，特别是患者服西洋参则膝盖特别冷，服红参则眼睛红，给我们判别病性带来困扰。然患者不寐而胸闷烦躁，容易受惊吓而悸，把病机最终指向了肾阴虚而心肾不交，所以用猪苓汤。但因患者服西洋参、红参都曾出现不良反应，所以初诊较为谨慎，猪苓汤用量较小，且只开了 3 剂。但即便是小剂猪苓汤，却取得了很好效果。第一，小便变正常了，患者自诉里已言之甚详，其实这本身就是判别五苓散证或猪苓汤证的一种非常重要的指征，假定她一开始就能正确描述，则医者会更果敢地判断。第二，面目浮肿大减。这两点足以证明猪苓汤清利湿热疗效之佳。第三，有一天的睡眠非常好，为 20 多年来绝无仅有的一次。这表明单用猪苓汤就能交通心肾，治不寐确有实效。同时，患者也补充了两点情况：第一，是家里的一些不快之事，既委屈，也因之而发脾气。第二，是半夜会把脚伸出被子。这第二点更证明患者阴虚燥热之病机确实存在，辨为猪苓汤证是恰当的。二诊，合黄连阿胶汤清心火而益肾阴，使整个组方更为全面。服药后，病症明显好转。

猪苓汤治不寐，原出于宋本《伤寒论》319 条，可是后世医家罕有这么用的。我以"猪苓汤""失眠"以及"不寐"为主题词，检索中国知网（不限时间），共得到 13 篇文献。阅读每一篇文章后，发现真正用猪苓汤治不寐的医案一共三则，而有两则医案极为相似——后发表的那则医案很可能是抄袭的——都是治疗因夜尿频仍而引起的失眠，如果将此也剔除的话，那么真正用猪苓汤治疗不寐的医案只有一则，而且写得非常简略。其原因无非有三：第一，此方治不寐的机理不太明了。第二，此方仅五味药，看起来没有一味药是安神的，医者很难对此方有信心。第三，即便明理了，也信任经方，但是用方的指征呢？也就是说，临床实践中，到底哪一位患者属猪苓汤证呢？

如前所指出的，猪苓汤证之病机为肾阴亏虚，湿热弥漫；也可因肾阴虚，进而心肾不交。这就是"心烦不得眠"的致病机理。至于具体的用方指征，很重要一条就是前述的"口不干，喝水少"。但即便如此，我过去也并没有单用猪苓汤治不寐——因为没有足够的信心——而往往是将猪苓汤与黄连阿胶汤合用来治疗不寐。因为有了后者方中之黄连、黄芩以清心火，整个处方对心肾不交的病机会更有力量。事实上，这两首方剂合用，对不寐确实很有疗效。但问题是，黄连阿胶汤本就能治疗不寐，所以就看不出猪苓汤本身的效果。而本案不寐病程那么长且严重，我鼓起勇气单用猪苓汤而获显效，足见此方之优良。当然，假定心火旺较显著，则合用黄连阿胶汤应该更好。

接下来再举一案，患者主诉是肛门瘙痒，但其伴随症状中也有睡眠不佳。用猪苓汤原方后，肛门瘙痒、睡眠不佳均愈。这一案应该说是更早的医案，但因为主诉不是失眠，而且病程短，症状轻，所以更敢用原方。

医案 2

H 某，女，47 岁。2019 年 2 月 16 日初诊。

主诉：肛门瘙痒 5 个月余。

病史：每天下午开始肛门瘙痒，至夜间尤甚，有外痔。平时口不干，喝水少。大便数日一行，排便困难，溏薄而黏马桶。小便一天六七次，急迫而且憋不住，无夜尿。过去一向怕冷，现在则不明显；但近来有时也会感觉怕冷，有时却又感觉怕热，怕热的时候多于怕冷的时候。月经紊乱，动则汗出，口不黏，纳可。前一阵患流感，痊愈后左胸有时疼痛。过去眠安，近 2 周睡眠不佳，睡得浅，稍有心烦。舌胖而紫，苔薄腻，脉细弦。

处方：猪苓 15g，茯苓 15g，泽泻 9g，滑石（包煎）15g，阿胶（烊化）6g。7 剂。

药后肛门瘙痒、小便憋不住均除，眠安，出汗正常。

2019 年 3 月 9 日因最近的左胸胁不适、左背板滞而来求治。（后略）

【按语】

患者肛门瘙痒，口不干而喝水少，大便艰难溏薄而黏，小便急迫，舌苔薄腻，以上诸症将病机指向了水湿。另一方面，患者过去怕冷，现在反而怕热多于怕冷，且近来睡眠不佳，心烦，这些症状又把病机指向了肾阴虚而心肾不交。所以，本案的病机属肾阴虚而心肾不交，湿热下注，取猪苓汤原方而获痊愈。

我们再从方剂辨证抓主症的角度做一分析。据宋本《伤寒论》223条、319条，猪苓汤证的脉症，分别是脉浮、渴欲饮水、小便不利、下利、咳、呕和心烦不得眠。但根据我的临床经验，不论是五苓散证还是猪苓汤证，患者往往不是口渴，而是口不渴。因为口不渴，常常想不起来要喝水，所以喝水量很少。本案患者就是其例。有意思的是，患者喝水少，小便一天却有六七次，而且急迫而憋不住，这就是原文中"小便不利"的一种表现。此外，患者近2周睡眠不佳，睡得浅，稍有心烦，与原文"心烦不得眠"相应。所以，从方剂辨证的角度看，口不渴、小便不利、心烦不得眠就是本案的主症，根据主症而当用猪苓汤。总之，综合两种分析方法的结果而采用了猪苓汤来治疗，最终的效果则证明了这一方案的正确性。

第三案则是一例怪疾，患者夏季不寐，并且伴有性欲异常。

医案3

G某，女，42岁。2021年8月21日初诊。

主诉：夏季失眠与性欲异常5年。

病史：素来睡眠不佳，2016年8月开始，每年夏季（6～9月）失眠更明显。主要表现为眠浅，易醒。这一时期，每天半夜一两点到清晨五六点，大腿内侧至小腹部不适（患者说得有些隐晦，后来说是一种性欲的表现），当一两点出现这种感觉就醒了，之后一直持续，直到五六点这种感觉消失了，才能再睡着。这种感觉白天有时也有。白天口不干，喝水少，晚上七八点口渴，要喝很多水，刚睡下时（还没睡着或有些睡意时）频繁小便。一整天的饮水量是600～700mL，一天小便7～10次（不包括夜尿，其中刚睡下时3～4次），夜尿3～4次。多年来不论哪个季节都整天手脚心热，但整个人感觉还是有点怕冷，易疲劳，易发痤疮，情绪阶段性地会低落。还有一种奇怪的感觉：大腿后侧感觉像有空气，想要把它挤出来。月经正常，末次月经8月9日，白带正常。有乙肝病史，曾经抗病毒治疗3年，2019年停药。面色晦滞，舌胖而边有齿印，舌质偏红，脉沉细稍滑。

处方：猪苓20g，茯苓20g，泽泻8g，滑石（包煎）20g，阿胶（烊化）8g，7剂。

2021年8月28日二诊：大腿到小腹的不适（即有性欲的感觉），这星期只有2次，持续时间也缩短为半个小时到一个小时，白天没有发生。立秋后脱发明显。舌胖而边有齿印，舌质偏红，脉沉细。

处方：守初诊方，加知母12g，黄柏12g，7剂。

2021年9月4日三诊：本来整天手足心热，最近5天临睡前开始手心不热了。大腿到小腹的不适（即有性欲的感觉），这星期没有发生。刚睡下时，小便由3～4次，减少为1次；夜尿大多数1～2次，昨晚3次。昨天开始，大腿后侧感觉像有空气的感觉好转。白天较前口干点，喝水较前增多。面色好转，舌胖而边有齿印，舌质偏红，脉沉细。

处方：守二诊方，加肉桂（后下）1g，7剂。

2021年9月11日四诊：睡眠安。手脚心热明显好转，大腿到小腹的不适（即有性欲的感觉）再也没有发生，白天有口干想喝水的感觉了，晚上不再口干，刚睡下时不再想小便了，一天小便次数6～7次，夜尿除。面色好转，舌胖而边有齿印，质淡红，脉沉细。末次月经9月9日。

处方：守三诊方，改知母9g，黄柏9g，7剂。

【按语】

猪苓汤治心烦不得眠，第一案尚比较单纯，患者不寐而易惊悸；第二案的患者则以肛门瘙痒为主诉来求治，心烦不得眠是一个次要症状；本案则是夏季失眠，而且有性欲异常，此症怪异而罕见。古今医著中似未曾见，那何以判为猪苓汤证？

还是得从病机着手去理解猪苓汤证，异病同治而应付无穷。

猪苓汤证的病机，是阴虚而湿热内蕴。具体而言，肾阴虚而心火旺，心肾不交，故心烦不得眠；湿热内蕴，在上则咳嗽（痰必黏腻）、则渴（实际却可能是不渴），在中则呕吐，在下则小便不利或下利。明了了猪苓汤证病机，就能对猪苓汤拓展运用，就能理解本案患者所具有的大腿内侧至小腹部不适（有性欲的感觉）、手足心热，都是我选用猪苓汤的依据。

又如前述，不管是古人还是今人，猪苓汤都用得不多，应用范围也很有限。我对猪苓汤运用起来比较自如，那也是因为先领悟了五苓散证。特别是我对五苓散证的主症的认识，突破了经典。《伤寒论》中五苓散证的主症是"消渴"，而我的发现却是"口不渴，喝水少，即便喝水也是主动去喝的，而不是因为口渴去喝的"。猪苓汤证的主症也是如此。

回到本案，患者一天的饮水量是600～700mL，白天口不干，喝水少，晚上七八点口渴，要喝很多水，而所谓的"很多水"，是患者眼里的"很多水"，她以为是"很多水"，其实在正常人眼里未必多。因为她一天一共才 600 ~ 700mL，所以患者说"很多水"，医者一定要进一步追问，"很多水"究竟是多少水。

当然，这一主症是五苓散证与猪苓汤证所共有的，我们还要判断病机，这一点前面已经分析了，两者相结合，最后判断本案属猪苓汤证，而用猪苓汤果然取效。

二诊加入知母、黄柏，目的是为了加强滋肾阴泻相火的力量，服药后病症进一步好转。三诊时加入肉桂，目的是为了平衡好阴阳。一方面患者本身有怕冷的一面，另一方面是怕过犹不及，所以稍加肉桂。四诊时患者诸症均退，更要注意中病即止，所以要把知母黄柏剂量减下来，并且嘱患者服完这 7 剂药后即停药。

因我在临床上看到一些患者吃够了"过犹不及"的苦，所以用药小心谨慎，以避免犯与他们一样的错误。

以上三案患者均有"心烦不得眠"，下面要举的案例则正相反，患者嗜卧。

医案 4

M 某，女，80 岁。2020 年 12 月 6 日初诊。

主诉：下午嗜卧 2 年。

病史：患者近 2 年来，尽管晚上睡眠很好，但是午饭后即困倦乏力，就想睡觉，而且要睡到下午四五点才起来。此外掉头发明显，头发稀疏，全身皮肤干痒。纳可，大便正常，无口腻。舌苔两边稍黄腻，中间苔少，脉弦。

处方：生地榆 12g，生槐米 12g，木香 9g，枳壳 9g，滑石（包煎）12g，延胡索 3g，桃仁 6g，桑白皮 9g，黄芩 9g，前胡 6g。14 剂。

2020 年 12 月 20 日二诊：病如前。患者补诉近年来记忆力很差，平时口不干，喝水很少，怕热与怕冷相比，怕热明显点。舌苔两边稍黄腻，中间苔少，脉弦。

处方：猪苓 18g，茯苓 18g，泽泻 7g，阿胶（烊化）7g，滑石（包煎）20g。14 剂。

2021 年 1 月 3 日三诊：自觉精力好转，中午睡到三点起床，有两次有事情没法午睡，也没感到疲劳，喝水比过去多一点。舌苔薄白，脉弦。

处方：守二诊方，加石菖蒲 6g，远志 6g，玉竹 6g。21 剂。

2021 年 1 月 27 日四诊：精力好转，皮肤干痒大减，口比之前干，喝水多了。女儿在旁补充：患者长期容易紧张、焦虑，爱操心。舌苔薄白，脉弦。

处方：守 12 月 20 日方，加墨旱莲 9g，女贞子 9g。14 剂。

【按语】

患者下午困倦乏力，要睡四五个小时，根据脉症，从湿热论治，初诊选用槐角地榆汤，服药 14 剂，效果不明显。二诊时，再次详细询问病史，得知患者口不干，喝水少，结合其他脉症，选用猪苓汤治疗。《伤寒论》中虽无本方能治疗困乏的记载，但湿热为患，引起困乏嗜卧，这应该可以算是猪苓汤的引申主治。服猪苓汤后，患者精力好转，午睡时间缩短，甚至不午睡也不觉得疲劳。尤需向读者告知的是，患者本来皮肤干痒，服猪苓汤后这一症状也明显缓解了；本来中间苔少，后来也恢复正常了。可见，千万不能将五苓散、猪苓汤这样的方剂理解为利水剂。如果这样理解，就会把水肿视为五苓散、猪苓汤的必备主症，而把皮肤干燥、嘴唇干裂、便秘等视为禁忌证。其实不然，五苓散、猪苓汤的实质，是恢复人体的水液代谢。人体水液代谢恢复了，原来不该湿的地方变干了，原来不该干的地方变湿了，人就舒服了。

以上诸案都是单用猪苓汤的，或在用原方得效后有少量加味，也有一案在初诊用猪苓汤有效后，二诊合用了黄连阿胶汤。其实猪苓汤与黄连阿胶汤合用的机会还是蛮大的，《半日临证半日读书二集》中就有一篇文章专门讲"猪苓汤与黄连阿胶汤为何经常合用"，下面再介绍两则医案。

医案 5

Z 某，女，33 岁。2019 年 9 月 1 日初诊。

主诉：盗汗 5 个月。

病史：近 5 个月来，半夜醒来有汗，主要集中在脖子这里。平素易怒烦躁，容易觉得热也容易觉得冷，手冷，面部有红疹，稍有腰酸，口苦，睡眠差，胃纳与大便正常。口不干，喝水少，只要一喝水，一会儿就要小便，夜尿 2 ～ 3 次。月经周期 25 ～ 26 天，经期 4 ～ 5 天，有血块，色深红，量中。容易发霉菌性阴道炎，备孕一年未孕。唇紫，舌胖而边有齿印，质紫，尖稍红，脉弦。

处方：黄连 6g，黄芩 9g，炒白芍 9g，泽泻 9g，茯苓 20g，猪苓 20g，滑石（包煎）20g，阿胶（烊化）7g。7 剂。

2019 年 9 月 8 日二诊：服药二剂盗汗即除，睡眠好了，精力明显好转，心情很好，口比之前干了，想喝水了，夜尿无。9 月 4 日来月经，量中，颜色没有之前那么深了。唇紫，舌胖，边有齿印，质紫，脉弦。

处方：守初诊方，加女贞子 6g，墨旱莲 6g。7 剂。

以后继续调理至 12 月底怀孕，后顺利分娩。

【按语】

本案患者以盗汗为主诉来求治，但主诉不等于主症。主症是方剂辨证的抓手。我认为，有这样两组脉症需要重视。第一，口不干，喝水少，只要一喝水，一会儿就要小便，夜尿 2～3 次；容易发霉菌性阴道炎。第二，睡眠差，面有红疹，易怒烦躁，容易觉得热也容易觉得冷，舌尖稍红。两者放在一起通盘考虑，属心肾不交，湿热下注，故取猪苓汤、黄连阿胶汤合方，仅服药两剂，盗汗即除，诸症均明显缓解。经调理 3 个月后，患者怀孕了。

这一案是单纯的猪苓汤与黄连阿胶汤合方，下一案则是猪苓汤、黄连阿胶汤、四逆散合方加味，这里又蕴含了气血水理论。

医案 6

H 某，男，31 岁。2020 年 9 月 27 日初诊。

主诉：经常头痛，加重 2 年。

病史：患者多年来经常头痛，最近 2 年发作较频繁，每月发一二次，最近半月尤其严重，程度剧烈的头痛已发作过 2 次。平素神疲乏力，易怒易紧张，怕热自汗，自觉容易受风，纳可，喝水多，小便次数多，大便一天 2 次，溏薄。最近睡眠不佳，面色晦滞，有黑眼圈，舌胖有齿印，有舌缨线，舌苔滑，脉沉弦。

处方：茯苓 20g，猪苓 20g，泽泻 9g，滑石（包煎）20g，阿胶（烊化）5g，黄连 3g，黄芩 3g，柴胡 6g，炒白芍 12g，枳实 6g，炙甘草 6g，川芎 15g，全蝎 3g，蜈蚣 2g。7 剂。

2020 年 10 月 7 日二诊：药后头痛未作，大便如前，面色、睡眠、精力均有好转。舌胖有齿印，舌苔滑，脉沉弦。

处方：守初诊方，加肉桂（后下）3g，山药 30g，白扁豆 30g。7 剂。

2021 年 1 月 3 日三诊：药后头痛未作，大便恢复正常。但仍易怒、易出汗。两周前曾发口腔溃疡，同时伴腹泻，目前口腔溃疡已愈，大便昨日起逐渐成形。舌胖有齿印，舌苔稍滑，脉沉弦。

处方：茯苓 20g，猪苓 20g，泽泻 9g，滑石（包煎）20g，阿胶（烊化）5g，黄连 3g，黄芩 9g，柴胡 6g，炒白芍 12g，枳实 6g，炙甘草 6g，山药 30g，白扁豆 30g，莲子 30g，生薏苡仁 30g。7 剂。

【按语】

这位患者年纪不大，但一进诊室，映入眼帘的便是他晦暗的脸色，其必气血郁滞无疑。在望诊上，他还有显著的黑眼圈与滑苔，这反映了肾脏亏虚与水饮内停。再综合患者诸般脉症，可得出肾阴虚损，心肾不交，气滞血瘀，水饮内停的病机。取猪苓汤、黄连阿胶汤、四逆散合方，因这三方化瘀通络力量不逮，故加用川芎、全蝎、蜈蚣。尽管只服了 14 剂药，但 3 个月后三诊时告知，头痛未作，效果颇佳。

本案较之前述医案病机较为复杂，其中判定为猪苓汤证的辨证要点是舌苔滑、大便溏、小便次数多、失眠、怕热自汗等症。读者读本文至此，应能领悟。

接下来的医案，则是猪苓汤与半夏泻心汤的合方医案。

医案 7

H 某，女，60 岁。2022 年 1 月 9 日初诊。

主诉：眩晕恶心 6 天。

病史：1 月 3 日开始头晕头痛，特别感觉在印堂这里堵着一块东西，很难受。伴恶心想吐，但是吐不出来，实在受不了，就自己抠，结果吐出两大口痰，很咸。口苦明显，口不渴，不要喝水，肚子里都是水，晃荡晃荡，嗳气，纳呆，不想吃东西，每天勉强喝几口粥，所以最近一直也没有大便。喉咙口有痰，有咸味，但不会吐痰，唯有那次抠出两口很大的痰。胸口不适，失眠，有时梦见死人，有时梦见到处都是水。翻阅既往病史，患者2015年9月15日因"胃胀2年余"，先后用香砂六君子丸、五苓散治疗共二诊而愈。当时患者开始进入绝经期，2015年10月21日又因燥热、尿痛就诊，用知柏地黄丸加味并针刺治疗共二诊而安。此后未再来诊。经详询病史，获知患者最近几年心情一直不好，失眠，乏力。2020年秋天的一次重感冒后，开始一直头部不适，一侧鼻腔不通，平时经常感觉印堂处堵和胃脘堵。2021年12月初又有一次严重感冒，愈后喉咙口一直有痰，但不会吐。前一阵还曾心脏不适，吃丹参片好转。有时夜间左中上腹疼痛，自觉左中上腹有一个块（但医者未摸到）。今年元旦那天吃火锅之后，感觉身上燥热，手足冒热气，持续至今。昨天开始感觉头不适稍有好转，有点想喝水了，来诊时由儿子搀扶，入座后趴在桌上诉说病情，语声低微。舌淡红，苔薄白稍腻滑，脉弦细数。

处方：猪苓15g，泽泻12g，茯苓18g，阿胶（烊化）6g，滑石（包煎）30g，姜半夏15g，黄芩9g，干姜3g，炙甘草6g，黄连3g，大枣15g，党参30g，3剂。

2022年1月12日二诊：服了一顿药，燥热即除；继续服药，口苦、恶心、喉咙口有痰、噩梦怪梦均除。头晕头痛、印堂处堵、胃脘堵、乏力均明显减轻，睡眠好转，胃口也开了一点。笑着走进诊室。舌淡红，苔薄白稍腻，脉弦细。

处方一：猪苓15g，泽泻12g，茯苓18g，阿胶（烊化）6g，滑石（包煎）20g，姜半夏15g，黄芩9g，干姜4g，炙甘草6g，黄连 3g，大枣 15g，党参 30g，白芷 24g，木香 12g。4 剂。

处方二：生藕节 40g，1 剂，打粉，吹鼻，1 日 3 次。

2022 年 1 月 16 日三诊：鼻腔基本通了，胃脘堵已除，印堂堵明显缓解，精力明显好了，心情好多了。昨天开始，食欲、饭量都基本恢复了。虽精力明显好了，但仍觉有点气短，睡眠欠佳。舌淡红，苔薄白稍腻，脉弦细。

处方：守二诊方，加知母 9g，柴胡 9g，桔梗 9g，升麻 9g，黄芪 24g。3 剂。

药后诸症基本都好了，气短亦较前减轻。同年 6 月 15 日，因右手臂疼痛就诊，告知上症痊愈且未复发。

【按语】

仔细研究患者整个病史，可知其本为脾虚寒湿体质，因为绝经，患者的体质发生了改变，转化为阴虚湿热体质。从疾病角度看，患者素来就有鼻窦炎（2015 年 9 月 15 日即诉"胃胀时并伴有前额痛"，2020 年秋、2021 年冬两次感冒应该使鼻窦炎复发甚或加重，以致患者记忆犹新）及胃炎（没有做胃镜，姑且从疾病角度这么诊断）的病史，这次患者求治之前，因吃火锅而火上浇油，阴虚湿热更甚，而出现非常严重的眩晕、恶心、胃痞。从方剂辨证角度看，属猪苓汤证与半夏泻心汤证，故用两方合方，只服了一顿就获效，继续服药而病症基本缓解。

此案病情相当复杂，四诊及记录病史、整理思路、开处方花了不少时间，现在整理成医案，光病史就写了 520 字。那么长的门诊病案恐怕是史上少见的。最后则录一个简单的案例，使本文有一个轻松的结尾。

医案 8

R 某，女，42 岁。2018 年 1 月 3 日初诊。

主诉：口干、尿频一周余。

病史：感冒后最近一周多来，口干舌燥，自觉舌苔有涩涩的感觉，晚上一两点醒来尤其明显，一定要起来喝水。此外，眼睛也有干涩的感觉，但不厉害；尿频尿急，喝一杯水 15 分钟即有强烈尿意，憋不住，必须马上去小便，但排尿通畅，也不痛。无怕热或怕冷，纳可，大便正常。舌偏紫，脉偏细。

处方：茯苓 20g，猪苓 20g，泽泻 9g，滑石（包煎）20g，阿胶（烊化）9g，天花粉 30g，芦根 30g。7 剂。

2018 年 1 月 17 日诉：口干尿频之症，服药三四剂后消除。

【按语】

此案是热病后，津液伤，故见消渴；津液代谢失常，故见小便不利。本案与以上诸案不同者在于：以上诸案都是口不干，想不到要喝水，而本案则相反，符合《伤寒论》猪苓汤证的原主治。即宋本 223 条："若脉浮发热，渴欲饮水，小便不利者，猪苓汤主之。"故用猪苓汤治疗而获愈。

2022 年 9 月 10 日教师节，也是中秋节

我用升陷汤治郁证的经验

我用升陷汤治疗郁证（包括抑郁症与焦虑症），经历了三个阶段。第一阶段，主要用于患者主诉"胸闷""想要深吸气""深吸气舒服"，且有虚证表现。第二阶段，我的应用进了一步。患者并没有把"胸闷""想要深吸气""深吸气舒服"作为主诉，只是将此作为次要表现；甚至没有提到，但我在看病中观察到。还有些患者之前并没有留意到，但经我询问而猛地发现确有这样的症状。第三阶段，我用升陷汤又进了一步。完全没有"胸闷""想要深吸气""深吸气舒服"等主诉的郁证患者也开始运用，且取得很好效果。下面分别论述。

一

2007～2011 年，我在上海中医药大学各家学说教研室教书时，读喻嘉言的"大气"理论，进而仔细研读了张锡纯关于"大气下陷"的方论。

张锡纯所谓的"大气下陷"，站在现代人的角度看，究竟是什么病症呢。我们不妨先来看看他本人对升陷汤主治病症的描述，以及对方药及其加减的论述。

升陷汤治胸中大气下陷，气短不足以息，或努力呼吸，有似乎喘；或气息将停，危在顷刻。其兼症，或寒热往来，或咽干作渴，或满闷怔忡，或神昏健忘，种种病状诚难悉数。其脉象沉迟微弱，关前尤甚。其剧者，或六脉不全，或参伍不调。

生箭者六钱，知母三钱，柴胡一钱五分，桔梗一钱五分，升麻一钱

气分虚极下陷者，酌加人参数钱，或再加山萸肉（去净核）数钱，以收敛气分之耗散，使升者不至复陷更佳。若大气下陷过甚，至少腹下坠，或更作疼者，宜将升麻改用钱半，或倍作二钱。（《医学衷中参西录》）

显然张锡纯眼中的胸中“大气下陷”是危重病症，其甚者“气息将停，危在顷刻”。张氏升陷汤方论后还罗列了升陷汤治疗“大气下陷”证十数则，不难发现这些医案中的绝大多数，相当于现代医学里各种心肺疾病的危症、重症。但是，我们同时可以发现，“大气下陷”证还包含了一些其他病症，甚至是并不属危重症的焦虑症，如以下两例。

一妇人，年二十余。资禀素羸弱，因院中失火，惊恐过甚，遂觉呼吸短气，心中怔忡，食后更觉气不上达，常作太息。其脉近和平，而右部较沉。知其胸中大气因惊恐下陷，《内经》所谓恐则气陷也。遂投以升陷汤，为心中怔忡，加龙眼肉五钱，连服四剂而愈。

一妇人，年二十余。因境多怫郁，常作恼怒，遂觉呼吸短气，咽干作渴；剧时觉气息将停，努力始能呼吸。其脉左部如常，右部来缓去急，分毫不能鼓指。《内经》谓宗气贯心脉，宗气即大气也。

此证盖因常常恼怒，致大气下陷，故不能鼓脉外出，以成波澜也。遂投以升陷汤，为其作渴，将方中知母改用六钱，连服三剂，病愈强半，右脉亦较前有力。遂去升麻，又服数剂全愈。(《医学衷中参西录》)

以上两位患者之脉症，按现代人的眼光看，应属焦虑症。她们的呼吸短气，是躯体化表现，看上去很严重，但其实并不是危重症。也就是说，张氏对"大气下陷"的理解和临床探索和经验，都支持"大气下陷"证是各种心肺疾病的危症、重症，但其实也包含了郁证。我们可以把这理解为异病同治，即病机同为"大气下陷"。所以严格地讲，张氏对升陷汤主治病症的总结，并不完善和全面，理应结合其治验，将郁证属"大气下陷"这一类型者也归纳进去。

而在发现张氏这一"异病同治"经验时，我在临床上也确实看到有部分郁证病人，他们的主诉并不是焦虑、烦躁（有的患者根本没有提到焦虑、烦躁，是我观察到的，甚至有的还否认自己焦虑、烦躁；也有的患者虽提到焦虑、烦躁，但是作为次要的症状），而以"胸闷""气上不来"等为求治目的，所以在当时我即试用升陷汤治疗，并取得了成效。

这里有必要提出的是，张氏对"大气下陷"证的症状表现与喘证有一个鉴别。他说：

大气下陷之甚者，其努力呼吸，迫促异常之状，与喘之剧者，几无以辨。然喘证无论内伤外感，其剧者必然肩息（《内经》谓喘而肩动者为肩息）；大气下陷者，虽至呼吸有声，必不肩息。盖肩息者，因喘者之吸气难；不肩息者，因大气下陷者之呼气难也。欲辨此证，可作呼气难与吸气难之状，以默自体验，临证自无差谬。

　　我在临床上遇到的郁证而有大气下陷表现的却往往并不如此，这可能是因为张氏论述的是各种心肺疾病的危重症，与我所见者不同，现把我所观察到的做一介绍。

　　首先，因为患者不懂医，他们的表述往往是"气上不来""胸闷""气短""喘"之类的说法。

　　经我进一步询问患者，他们到底是想要深吸气，还是想要深呼气；或者说是深吸气舒服，还是深呼气舒服。绝大多数患者都表示是想要深吸气，深吸气了舒服；少数患者表示分不清楚；极个别患者表示想要深呼气，深呼气了舒服。

　　以上是问诊方面的深化。其次，在望诊方面，我后来逐渐观察到有一部分患者在就诊时就表现出深呼吸的样子，甚至能看到明显的张口呼吸、胸口起伏、类似"肩息"的样子，严重者十几秒即出现一次这样的情况。此外，部分患者不仅有深呼吸，还喜欢叹气。

　　对于上面这些临床表现，我的理解是想要深吸气、深吸气了舒服，这很明显是气虚的表现，即便没有研读过张锡纯的著作，也能得出这样的结论。当然，学习了张氏著作，我们不妨将此定义为"大气下陷"。

　　除了上述最具典型意义的症状外，我们当结合患者其他方面的虚象综合判断，看是否可判为"大气下陷"证。至于极少数想要深呼气的，或兼有喜欢叹气的，则可能是兼夹了肝郁气滞的关系。

　　下面我将举四则医案来说明。其中第一则医案是最早期的案例，曾收入《半日临证半日读书》，为减少读者翻书的麻烦，这里再做引录。

医案 1

X 某，女，45 岁。2011 年 4 月 21 日初诊。

主诉：胸闷 2 个月。

病史：母亲去世后，心情不快。由于劳累或生气而胸闷、心跳加快，发作时感觉气上不来，要深吸气，肢体麻木。自服麝香保心丸，需 30 分钟方缓解。每天都有发作，阴雨天更甚。畏寒，乏力，背冷。天冷不能进冷食，否则会引起背痛。纳呆，梦多，便调。月经周期 30 天，经期 7 天，量中，色深，有血块。平素性急，易怒，心烦。经前乳胀两三天，且有胃痛。末次月经为 4 月 12 日。

处方：血府逐瘀汤（柴胡 9g，枳壳 9g，赤芍 9g，当归 9g，生地 12g，川芎 9g，桃仁 9g，红花 9g，牛膝 9g，桔梗 6g，甘草 3g），加人参粉（早上空腹吞服）7g，生黄芪 60g，升麻 9g，桔梗 9g，知母 9g，山栀 30g。7 剂。

2011 年 4 月 28 日二诊：药后胸闷一周内只发生一次，且程度大减，心已不烦，畏寒背冷除。但服药后出现头晕，面部、头顶有红疹。舌淡红偏胖，略有齿印，脉细弦。

处方：守 4 月 21 日方，改黄芪 30g。7 剂。

2011 年 5 月 5 日三诊：胸闷未作，皮疹已除，但服药后仍有些头晕，过 1 小时后即好。精神已振，心情好。舌脉如前。

处方：血府逐瘀汤（柴胡 9g，枳壳 9g，赤芍 9g，当归 9g，生地 12g，川芎 9g，桃仁 9g，红花 9g，牛膝 9g，桔梗 6g，甘草 3g），加人参粉（早上空腹吞服）7g，生黄芪 20g，升麻 3g，知母 6g，生山栀 30g。7 剂。

【按语】

本案患者诉说病情后，自己总结道："我累了，生气了，就胸闷。"劳累以至气虚气陷，生气引致气滞血瘀，二者皆可引起胸痹。治疗的方法是血府逐瘀汤与升陷汤合方。服药后，病情明显缓解，但因诊务繁忙，出现了不应该犯的错误：血府逐瘀汤中原有桔梗，合用升陷汤，却仍加用桔梗，导致桔梗加倍使用，升之太过，出现了一些头晕、皮疹之类的副作用；并且，初诊的舌象脉象也未记录。二诊时，这一错误仍未被发现，只是减少了黄芪的剂量，患者头晕、皮疹情况有所缓解，而直到三诊方发现这一问题。

接下来的三则医案，虽为最近几年的案例，但属同一类用法。

医案 2

Y某，女，32岁。2018年6月10日初诊。

主诉：胸闷2周。

病史：患者2周前开始出现胸闷，要深呼吸；伴有饭后胃脘胀满，半夜胃痛，焦虑，眠差，乏力。过去怕热，最近怕冷，现在晚上睡觉穿长裤、袜子。纳可，前一阵大便黏腻，目前正常。最近一年月经量少，只有第一天正常，之后三四天量极少，周期尚正常。末次月经为6月1日。面色暗红，舌胖而边有齿印、质紫、有瘀点，苔薄白腻，脉沉弦。

处方：瓜蒌皮20g，瓜蒌子9g，薤白30g，枳实9g，姜厚朴9g，桂枝9g，黄芪30g，升麻9g，柴胡9g，桔梗6g，知母6g。7剂。

2018年6月17日二诊：服药2～3天后胸闷即明显缓解，胃部不适未作，乏力好转。舌胖而边有齿印、质紫、有瘀点，苔薄白腻减轻，脉沉弦。

处方：守初诊方，加党参30g，醋香附9g。7剂。

【按语】

患者胸闷，要深呼吸；伴有饭后胃脘胀满，半夜胃痛等症。结合其舌象、脉象，兼有大气下陷、肝郁气滞、痰瘀交阻等病理。拟方则取升陷汤合枳实薤白桂枝汤，补气升陷，解郁理气，通阳化痰，取得捷效。患者共服药2周，此症消失。到2021年，又出现焦虑状态，下文还会介绍她的情况。

医案3

H某，女，35岁。2020年12月3日初诊。

主诉：胸闷1年余。

病史：去年做了胆囊切除术后，开始出现胸闷，深呼吸乃舒，且总是叹气，至今一年余。平素乏力，大便偏溏，胃纳与睡眠可。工作忙，还要复习备考、带孩子，每天只能睡五六个小时。舌淡红，脉弱。

处方：生黄芪60g，升麻9g，柴胡9g，知母9g，桔梗6g，乌梅9g，丹皮6g，生栀子9g。14剂。

2020年12月26日二诊：服上方后，胸闷缓解，自觉呼气轻松了。后因为感冒咽痛而用蓝芩口服液，又觉得呼气费力，停用后好转。叹气减少。最近工作劳累，有时胃胀。舌淡红，脉弱。

处方：守初诊方，改丹皮3g，生栀子3g；加炒瓜蒌皮15g，薤白15g，炒枳壳3g。14剂。

2021年2月25日三诊：药后胃胀除，胸闷、想深呼吸的情况大减，有时叹气，大便已成形，最近有时耳鸣。舌淡红，脉弱。

处方：守二诊方，加制香附9g，郁金9g，磁石（先煎）30g。14剂。

2021年3月12日四诊（网诊）：胸闷、想深呼吸、叹气等基本都消失了，耳鸣亦好转。舌淡红。

处方：守三诊方，去枳壳、山栀；加石菖蒲 9g，五味子 3g。14 剂。

2021 年 4 月 9 日五诊（网诊）：耳鸣明显好转，精力也比过去好，余症均安。舌淡红。

处方：人参粉（早上空腹冲服）6g，生黄芪 60g，升麻 9g，柴胡 9g，知母 9g，桔梗 6g，乌梅 9g，制香附 9g，郁金 9g，磁石（先煎）30g，石菖蒲 12g，五味子 6g，党参 12g。14 剂。

【按语】

患者工作很忙，回到家还要复习备考、带孩子，每天只能睡五六个小时，长期气血内耗；又兼胆囊手术切除，以致大气下陷，时感胸闷，深呼吸乃舒，且总是叹气。予升陷汤，大剂生黄芪升阳举陷，配伍乌梅、山栀等调畅气机，并未用瓜蒌薤白等治胸痹常用药而病症获得明显减轻，继续用药（二诊时才加入瓜蒌皮、薤白）后诸症消失。我在本案的诊治中，告诫患者一定要注意睡眠，充足的睡眠是健康的保证，千万不能因为服药后病症缓解而继续原来的生活方式。

医案 4

L 某，男，34 岁。2021 年 5 月 16 日初诊。

主诉：气短 4 年。

病史：患者近 4 年来经常胸闷气短，不能多讲话，讲多了就胸闷气短，要深呼吸；或是天气闷的时候，也易胸闷气短。有时伴心慌，冬天尤甚。此外，失眠多年，入睡慢，多梦，神疲乏力。自觉焦虑紧张，老觉得自己心脏有问题。冬天手足冷，有手汗。纳可，经常嗳气，大便一天 2 次，成形，口不苦但黏。曾服中药，反而烦躁、手心脚心热。既往有乙肝大三阳病史，服恩替卡韦已 3 年。白头发多，舌苔薄白稍腻，有舌缨线，脉弦。

处方：黄芪 45g，知母 9g，柴胡 9g，桔梗 9g，升麻 9g，全瓜蒌 15g，薤白 15g，姜半夏 15g，茯苓 30g，盐橘核 15g，荔枝核 12g，冬瓜子 40g，柏子仁 30g，炒酸枣仁 50g。7 剂。

2021 年 6 月 16 日二诊：服药后自觉心脏舒服了，力气有了。舌苔薄白稍腻，有舌缨线，脉弦。

处方：守初诊方，改炒酸枣仁 60g；加生栀子 9g，炒紫苏子 15g，炒莱菔子 15g，甘松 9g。7 剂。

2021 年 6 月 23 日三诊：药后气短、胸闷大减，精力好多了。患者补充，就诊前经常头晕头重，服药后也好了。但睡眠时好时差，经常嗳气。舌苔薄白稍腻，脉弦。

处方：守二诊方，改盐橘核 30g，去莱菔子；加淮小麦 30g，石菖蒲 30g，远志 9g。7 剂。

2021 年 6 月 30 日四诊：气短、胸闷基本消失了，但有时稍感心悸，精力好多了，睡眠还不是太好，时有嗳气，大便偏干，饭后有点腹胀。舌苔薄白，脉弦。

处方：守三诊方，改姜半夏 12g，茯苓 20g，炒酸枣仁 50g；去紫苏子，加珍珠母（先煎）12g。10 剂。

2021 年 7 月 11 日五诊：患者胸闷气短未作，睡眠明显好转，腹胀除。舌苔薄白，脉弦。

处方：守四诊方，去全瓜蒌、薤白、远志；加生麦芽 30g，生稻芽 30g，生鸡内金 9g。7 剂。

【按语】

患者因为气短胸闷而老是怀疑自己心脏出了问题，在当地到处检查治疗而不见效，故来上海求治。初诊用升陷汤合瓜蒌薤白半夏汤、升清降浊法治疗，即获显效，此后随症加减治疗，病入坦途。

以上四案，均以胸闷或气短为主诉，都运用了升陷汤。因诸案均虚实互见，故皆采用了合方。第一案因劳累而气陷，因生气而郁滞，故以血府逐瘀汤与升陷汤合方。第二案兼有大气下陷、肝郁气滞、痰瘀交阻等病理，方取升陷汤合枳实薤白桂枝汤合用。第三案以大气下陷为突出表现，故初诊以升陷汤为主，仅加用了乌梅、丹皮、生栀子三味药。第四案则以升陷汤合用瓜蒌薤白半夏汤、升清降浊法。升清降浊法是我最近两年来新的用药经验，之后再作总结介绍。

二

郁证在临床上非常多见，且越来越多。有的患者主诉就是"胸闷"之类的表现，这使我们能想到升陷汤的使用。也有一些患者虽然没有把"胸闷"之类表现作为主诉，但在讲述病情时慢慢也会提及。我们知道，主诉是患者的最主要病痛或最主要的诉求，但从方剂辨证的角度看，主诉虽然要重视，但主诉不等于主症。因为之前已经有了使用升陷汤治"胸闷"为主诉的郁证的经验，这自然就会提示我，"胸闷"之类表现是升陷汤证的主症。因此，只要患者有此表现，哪怕不是主诉，也应考虑其为升陷汤证。

还有一些患者在诉说病情时并没有提到"胸闷"之类症状，可是他们在就诊时却能表现出深呼吸的动作，这就会让我主动询问，也会促使我朝升陷汤证这一角度去思考；还有的患者，既没有主动说有"胸闷"之类症状，也没有在就诊时表现出深呼吸的动作，但是基于我越来越成熟的经验——"胸闷"之类症状是抑郁症、焦虑症非常常见的症状，升陷汤是常用的对证良方——我会主动询问患者有没有这一不适，如果患者存在这一症状，那升陷汤证的存在是值得考虑的。

以上总结的，是我用升陷汤治郁证第二阶段的应用方法。下面例举四则医案，供大家参考。其中医案5，可以说是第二阶段的起点，到现在差不多2年。

医案5

G某，女，32岁。2020年8月12日初诊。

主诉：失眠、胸闷、心情差3个多月。

病史：因为工作压力大，今年5月开始睡眠变差，容易惊醒，心情不佳，想哭，乏力，胸闷气透不出来，3天前至外院就诊，心理科诊断为抑郁症、焦虑症。按医嘱服了3天西药，反而失眠加重，心静不下来，很不舒服，遂来就诊（西药已停用）。平素纳呆食少，进食欲吐，长期便秘；月经周期、经期正常，但量很多。黑眼圈很明显，唇紫，舌紫，脉细数。

处方：黄芪60g，桔梗6g，柴胡9g，升麻9g，知母9g，全瓜蒌30g，薤白30g，丝瓜络30g，橘络9g，酸枣仁30g，柏子仁30g，生麦芽30g，生稻芽30g，淮小麦30g。7剂。

2020年8月19日二诊：服药2剂后，睡眠转佳，进食欲吐的感觉消失了，胸闷、气透不出来的感觉大减，想哭的感觉减少，心情、面色好转，乏力仍有，大便二日一次、费力，纳可。舌紫减轻，脉细数。

处方：守初诊方，去生稻芽，改全瓜蒌40g；加生晒参粉（早上空腹冲服）6g，当归9g。7剂。

2020年8月26日三诊：胸闷、气透不出来的感觉已除，想哭的感觉已很少，心情变好。但这周难入睡，做噩梦，夜尿多，仍有乏力，有时亢奋。舌胖，质偏紫，稍有舌缨线，脉弦。

处方：守二诊方，改全瓜蒌 30g，酸枣仁 60g；加生栀子 9g，淡豆豉 9g，缬草 9g。7 剂。

2020 年 9 月 2 日四诊：睡眠明显改善，心情很好，但仍感乏力。舌胖，质偏紫，苔少，脉弦。

处方一：守三诊方，加麦冬 9g，五味子 9g。7 剂。

处方二：五味子 15g，酸枣仁 15g，焦白术 30g，山萸肉 30g，打粉，每日 1 次，每次 10g，口服。

2020 年 9 月 9 日五诊：心情很好，睡眠安，最近自觉舌有点烫，无其他特殊不适，面色明显好转。另，上次配的处方二，觉得难吃，没有认真吃。舌胖，质偏紫，苔薄白腻，脉弦。

处方：守四诊方，去生栀子、淡豆豉、缬草、麦冬、五味子；加黄连 3g，淡竹叶 6g，姜半夏 9g。14 剂。

2020 年 9 月 30 日六诊：心情佳，睡眠安，舌烫已除，诸症均除。患者补诉，常年喜欢喝冰的。舌胖，质偏紫，苔薄白腻，脉弦。

处方：守五诊方，去全瓜蒌、薤白；加西洋参粉（早上空腹冲服）3g，北沙参 15g。14 剂。

【按语】

这位患者就诊时，主诉是失眠、心情很差，并说前几天刚去看了西医，心理科诊断为抑郁症、焦虑症；并按医嘱服了 3 天西药，反而失眠加重，心静不下来，很不舒服。她的长辈是我的老患者，所以让她停了西药来找我诊治。就诊时，最显著的特点：第一是黑眼圈很明显，第二就是尽管她自己没有讲胸闷要深呼吸，但是可以发现她时时有深呼吸，主诉里"胸闷"一词是我为患者提炼而加进去的。其辨证为肝郁脾虚，中气下陷，清阳不升，而用升陷汤为主，重用黄芪60g，合薤薤二络宽胸理气，酸枣仁、柏子仁养肝安神，仅服药2剂即获良效。这个案例给我留下很深的印象，提示我要重视胸闷与郁证的关系，即便患者没有说，但我们要在临床中去发现，有的能当场观察到，有的则要主动去问。另外一点，就是升陷汤为主的处方，效果可以非常好，患者服西药3天不仅无效反而更不舒服，服升陷汤加味方仅仅2天就有明显效果。这也促使我此后更关注此方的疗效。所以，我把这一天作为我用升陷汤治郁证第二阶段的开始。

医案 6

H某，男，24岁。2021年1月2日初诊。

主诉：乏力、精神难以集中、易紧张2年余。

病史：近2年多来神疲乏力，有很长一段时间一天要睡14～15小时，精神难以集中，心静不下来，以致没法学习，因而一度休学。近一年多来上症依然存在，但程度轻些，有时会觉得大脑一片空白，特别容易紧张，经常要深呼吸方舒服，喜叹气，纳可，睡眠不佳，手脚发冷，脚汗多，大便2～3天1次、偏干。面色晦滞，左面部有一块很大的褐色斑（自诉是从小学四年级开始逐渐长大的），皱纹明显，舌胖而边有齿印，质淡红，苔薄白稍腻，脉虚弦。

处方：黄芪60g，升麻9g，知母9g，柴胡9g，桔梗9g，炒白芍9g，白术9g，当归9g，党参30g，陈皮9g，淮小麦100g，大枣20g。7剂。

另，针刺一次（下同）。

2021 年 1 月 9 日二诊：服药第二天早上起来就感觉心情比较平和宁静。睡眠好转，大便日行，手转温热。脸色好转，没那么晦暗了。舌胖而边有齿印，质淡红，苔薄白稍腻，脉虚弦。

处方：守初诊方，加石菖蒲 9g，远志 9g。7 剂。

2021 年 1 月 16 日三诊：精神状态好转，做事情的主动性、积极性增强，手足都较前热。面色进一步好转。舌胖而边有齿印，质淡红，苔薄白稍腻，脉虚弦减轻。

处方：守二诊方，改黄芪为 120g；加香附 9g，郁金 9g。7 剂。

2021 年 1 月 23 日四诊：上次针灸后，自觉获得新生似的，但持续时间不长。这周做事情和学习的主动性、积极性增强，比之前能够学得进去了，喜深呼吸减轻、减少，眠安。面色好转，舌胖而边有齿印，质淡红，苔薄白，脉虚弦减轻。

处方：守三诊方，去陈皮，加枳壳 6g。7 剂。

2021 年 1 月 30 日五诊：前三天感觉比较好，星期二感冒了，症状有反复。舌胖而边有齿印，质淡红，苔薄白，脉虚弦程度较之前有减轻。

处方：守四诊方，加丝瓜络 9g，橘络 9g。7 剂。

2021 年 2 月 6 日六诊：最近一周感觉变化不大。舌脉如前。

处方：黄芪 120g，升麻 9g，知母 9g，柴胡 9g，桔梗 9g，炒白芍 9g，白术 9g，当归 9g，党参 30g，淮小麦 100g，大枣 20g，石菖蒲 9g，远志 9g，香附 9g，郁金 9g，枳壳 6g，麻黄 2g，桂枝 3g，葛根 30g。14 剂。

2021 年 2 月 20 日七诊：药后睡眠佳，学习的效率提高、时间延长。舌胖而边有齿印，质淡红，苔薄白，脉虚弦程度较之前有减轻。

处方：守六诊方，改桂枝为 5g；加冬瓜子 30g，冬瓜皮 30g，藕节 30g。7 剂。

2021 年 2 月 27 日八诊：能集中精力学习的时间进一步延长。舌胖而边有齿印，质淡红，苔薄白稍腻，脉虚弦程度较之前有减轻。

处方：守七诊方，加橘核 9g。7 剂。

2021 年 3 月 6 日九诊：已开学，目前在线上学习（据说因为两会关系，学校已开学，但暂时安排线上学习），每天差不多上课 8 小时，听课与做作业完全能应付，睡眠佳，想深呼吸的感觉已明显减少，自觉各方面都恢复得不错。面色已经明显好了，左面部那块很大的褐色斑也淡了不少。舌胖而边有齿印，质淡红，苔薄白稍腻，脉虚弦程度较之前有减轻。

处方：守八诊方，改橘核为 15g。14 剂。

此后患者去北京上学，其父来告，曾有一天有点紧张，但很快调整过来，在校之学习、生活都蛮好。

【按语】

患者年纪轻轻，但进入诊室，直观的感觉就是精神萎靡、面色晦滞，脸上的斑与皱纹让他显得很苍老。患者在诉说病情时，经常要深呼吸一下。其实患者也并没有主诉胸闷想要深呼吸，但他深呼吸的频次太高，很容易就能发现，所以我再追问下去，证实他确实感觉深呼吸了会舒服。再综合其临床表现，以及舌象脉象，属虚实夹杂，而以气虚，大气下陷为主，故以大剂升陷汤为主方，合逍遥散调气血，甘麦大枣汤宁神缓急，1 剂即获效验。此后不断调整处方，黄芪量增至 120g，患者精力好转，越来越能集中精神学习了。六诊时加入葛根汤，因风能胜湿，能升阳举陷，药后疗效进一步提高。经过两个月的治疗，患者能正常学习了，精力、情绪、睡眠等基本恢复，面色转华，患者及其家人都觉得效果显著，非常满意。

又按：患者母亲后来求治，告诉我患者在北京停药一个多月后，上症复发，不得已服西药治疗。

医案 7

Y 某，女，35 岁。2021 年 4 月 7 日初诊。

主诉：失眠 3 周余。

病史：今年 1 月 17 日突然自觉天旋地转，西医诊断为耳石症，复位后虽没有天旋地转感了，但仍头昏乏力。最近 3 周多则失眠，几乎彻夜不眠，耳鸣耳闷，心烦易怒，焦虑不安，胸闷，要深呼吸，而且脸上新长出很多斑。口不苦，胃纳、大便正常。月经周期 28 天，经期 5 天，量减少，色鲜红，无血块。月经前 1 周开始常发生偏头痛，痛在太阳穴附近，疼痛较剧，至少发作三四天，必须服用止痛药。舌紫，有瘀点，脉沉弦。

处方：柴胡 9g，赤芍 9g，枳壳 9g，当归 9g，桃仁 9g，红花 9g，桔梗 6g，川芎 9g，生地 12g，牛膝 9g，甘草 6g，黄芪 60g，升麻 9g，知母 9g，酸枣仁 60g，柏子仁 30g，栀子 9g，淡豆豉 15g，橘核 9g，荔枝核 9g，冬瓜子 40g。7 剂。

2021 年 4 月 17 日二诊：睡眠、精力好转，头昏除，胸闷大减，耳鸣耳闷好转，今天则完全消失了。面色好转，舌淡红，脉弦细。

处方：守初诊方，改酸枣仁 80g，柏子仁 45g，橘核 15g，冬瓜子 45g；加淮小麦 30g，珍珠母 30g，合欢皮 9g。7 剂。

2021 年 4 月 24 日三诊：睡眠进一步好转，一晚上能睡 5 小时，耳鸣耳闷、胸闷头昏均消失了，黄褐斑变淡。月经将全，但近来偏头痛未发。舌淡红，脉弦细。

处方：守二诊方，14 剂。

2021 年 5 月 8 日四诊：睡眠明显好转，一晚上大约能睡 6 小时。末次月经 4 月 25 日，这次经前偏头痛没有发生。舌淡红，脉弦细。

处方：守三诊方，去合欢皮，加党参 15g。7 剂。

【按语】

在临床上，我观察到耳鸣及突发性耳聋、眩晕症、前列腺炎并发焦虑症的患者颇为常见。本案患者的失眠、焦虑，很可能与之前的耳石症发作有关。其耳石症虽平复，但仍有头昏，这很可能是一个诱发因素。本案之辨证不难，抓住不寐、焦虑、胸闷、易怒、头痛、舌有瘀点，可断为血府逐瘀汤证。因为患者胸闷想要深呼吸而乏力，属升陷汤证，所以两方合用，再加酸枣仁、柏子仁养肝宁神；栀子、豆豉、橘核、荔枝核、冬瓜子清肝理气解郁而升清降浊，取得显著效果。本案实多虚少，胸闷想要深呼吸也并没有作为主要的症状来诉说，但确实存在升陷汤证，所以配合了升陷汤。

医案 8

C 某，女，65 岁。2021 年 4 月 8 日初诊。

女儿代诉：失眠、焦躁 8 个月。

病史：去年 8 月开始失眠，并逐渐加重，经常彻夜不眠。且经常伴有手抖、大口喘气、坐卧不宁、心慌、有幻觉、焦虑不安、惊恐急躁。曾在精神科就诊，诊断为焦虑症，服精神类药物后好转，但不敢多服，后自行停药，停药 1 周后病情反复。目前的症状如前所述，晚上睡不着，白天则一直喊要睡觉，但躺一会儿又起来，如此反反复复。做什么事都很急，没有耐心，比如刷牙，随意刷几下就算好了；吃饭也是随意吃几口就算吃好了；每天不停地催家里人，比如催家里人可以淘米了，没几分钟就要催一下，在候诊时也是不停地问，还要等多少时间。最近半年体重下降5kg，目前37kg。口不苦，不干，想不到要喝水。大便2天1次，通畅，小便黄。20余年前，丈夫车祸去世后出现精神异常，后恢复正常。刻下，手不停地抖，整个身体在颤抖，有点气喘，表情紧张，对答困难。面色晦滞，舌紫，颤抖，苔薄白腻，脉沉细涩数。

处方：黄芪60g，升麻9g，柴胡9g，知母9g，桔梗6g，猪苓20g，白茯苓20g，炒白术20g，泽泻9g，肉桂（后下）3g，制半夏15g，陈皮9g，冬瓜子50g，盐橘核15g，荔枝核9g，生栀子12g，淡豆豉15g。7剂。

2021年4月15日二诊：服药2剂，睡眠、心情、精力、气喘好转，手抖减轻，惊恐未发，一会儿躺下去一会儿爬起来的情况也好转了。但药后稍有胃痛不适。刻下手不怎么抖了，与医生能比较正常交谈了。脸色好转，舌紫，舌抖减轻，苔薄白，脉沉细涩。

处方：守初诊方，改黄芪90g；加淮小麦30g，石菖蒲9g。14剂。

2021年4月29三诊：上症均好转，但近1周睡眠、气喘稍反复。刻下手不抖了，与医生能比较正常地交谈了，而且面有笑容了。目前体重75斤。脸色好转，舌紫，舌抖大减，苔薄白，脉沉细涩。

处方：守二诊方，改淡豆豉30g；加柏子仁40g，酸枣仁60g。14剂。

2021年5月13日四诊：睡眠好转，但多梦，其他症状均明显好转，气喘未作。目前体重78斤。刻下神态自若，面露笑容，交流顺畅。舌紫，舌抖大减，苔薄白，脉沉细涩。

处方：守三诊方，去陈皮、淮小麦、石菖蒲；改泽泻 6g，制半夏 9g，盐橘核 20g，荔枝核 12g，柏子仁 30g；加葛根 30g，麻黄 2g，生白芍 9g，生姜 9g，大枣 9g，甘草 6g。14 剂。

2021 年 5 月 27 日五诊：睡眠好转，但白天也想睡觉，余症均明显好转。舌紫，舌抖大减，苔薄白，脉沉细涩。

处方：守四诊方，去制半夏；改柏子仁 20g，酸枣仁 30g，麻黄 3g；加熟附片 1g。14 剂。

2021 年 8 月 5 日六诊：服药后睡眠、心情都很好，诸症均平复了。6 月下肢受伤，所以未来就诊，当时还剩下 4 剂药。最近受到惊吓，病情有点反复，服了剩下的 4 剂药，感觉又平复了。目前唯一的症状是人静不下来。体重已达 39.5kg。补诉：有甲状腺结节病史，希望能一并治疗。舌紫，苔薄白，脉沉细涩。

处方：守五诊方，去猪苓、茯苓、白术、泽泻、肉桂、熟附片；改麻黄 1g，白芍 6g；加淮小麦 60g，赤芍 9g，蛇六谷（先煎2 小时）30g。14 剂。

【按语】

这是一位严重的焦虑症患者，就诊时整个身体在颤抖，手更是不停地抖，舌头伸出来也在不停地抖。患者表情紧张，不能跟我进行正常的交流。值得注意的是，本案患者症状非常多，但因为已经无法进行正常的交流，所以全靠女儿在旁边诉说。患者症状多，其女说得也多，我问得也仔细，所以记录得就多；而且我从看病过程中直观地观察到患者诸多不正常的地方，所以那么多临床表现中，患者的"气喘"——实际上就是深呼吸的表现——只是其中之一而已。但这一点确实非常要紧，它反映的是"恐则气下""惊则气乱"，所以它是一个主症。而从中气下陷，水饮内停，清不升浊不降入手，用升陷汤为主，合五苓散，加二陈汤化浊痰，栀子豉汤清郁热，冬瓜子、橘核、荔枝核升清降浊。仅服药 2 剂，病情即有好转；一周后复诊，手不怎么抖了，能比较正常地交流了。可见，如果药证合拍，则效如桴鼓。

医案 9

Z 某，女，36 岁。2021 年 11 月 20 日初诊。

主诉：情绪抑郁 2 周。

病史：最近 2 周来心情很不好，委屈想哭，抑郁，易怒，乏力，容易上火，鼻子出热气，但又觉脚冷，睡眠不佳，胸闷，善叹息，总想深呼吸。平时月经周期 34 天，经期 4 天，量少，色暗，末次月经 11 月 5 日。诉说病情时，语声低微。舌淡红而胖，边有齿印，脉弱。

处方：黄芪 30g，升麻 9g，柴胡 9g，知母 9g，桔梗 6g，冬瓜子 30g，橘核 20g，荔枝核 12g，橘络 15g，太子参 30g。7 剂。

2021 年 11 月 27 日二诊：服药两三天，心情就好多了，感觉没那么委屈地想哭了，很少叹气了；精力、睡眠好转，没有上火，也没有脚冷，有时心慌。舌淡红而胖，边有齿印，脉弱。

处方：守初诊方，改橘核 20g，荔枝核 12g；加炒白术 30g，芡实 30g。7 剂。

【按语】

本案以情绪抑郁、委屈想哭为主诉而求治，言及抑或是我问诊问出胸闷、善叹息、总想深呼吸，有些记不得了，但患者肯定并不将此作为主症。患者看病过程中，说话声音很轻，是一大特点，也可视为用升陷汤的重要指征。患者服药仅二三天，即获明显效果。

医案 10

Z 某，女，37 岁。2021 年 11 月 30 日初诊。

主诉：失眠 2 周。

病史：患者最近 2 周因为有烦心事而出现失眠，表现为难入睡，甚至到凌晨 4～5 点才能睡着，睡不着则心烦燥热，睡着了则盗汗。白天神疲，头昏，气短，纳呆。大便日行 2 次，成形，但不爽气且黏。舌边有齿印，质偏紫，苔薄白，脉弱。

处方一：黄芪 30g，知母 9g，柴胡 9g，桔梗 9g，升麻 9g，早上服。4 剂。

处方二：黄连 9g，黄芩 9g，炒白芍 9g，阿胶（烊化）8g，晚上服。4 剂。

两周后，因其他疾病求治时告知，药后上症均除。

【按语】

患者因为遇到烦心事而失眠，故来求治。其主诉是夜间燥热寐艰，次症是白天神疲乏力，言及抑或是我问诊时问出患者有气短有些记不得了，但这确实是运用升陷汤的指征。最后采用朝服升陷汤、夜用黄连阿胶汤的办法，注重服药时机，目的是顺应患者的病势，而取得显著效果，这样的用法可备一格。

案例 5 除用升陷汤外，配伍了瓜蒌剂；案例 7 则配伍了血府逐瘀汤。或许会有读者问，瓜蒌剂、血府逐瘀汤本可治疗胸痹，怎么能证明是升陷汤的效果呢。案例 6、案例 8、案例 10，除用升陷汤外，也配伍了其他方剂。案例 6 是逍遥散与甘麦大枣汤，案例 8 是五苓散，案例 9 是我近年来常用的冬瓜子、橘核、荔枝核、橘络药组，案例 10 则是黄连阿胶汤（但与升陷汤分早晚服用）。这几张方或药组，一般不认为它们能治疗胸痹，故相对而言更能说明升陷汤的作用。

三

接下来要说的是第三阶段，此时我用升陷汤又进了一步。一些完全没有"胸闷""想要深吸气""深吸气舒服"等症状的郁证患者，我也开始运用升陷汤来治疗。第一次想到要用升陷汤治疗这类患者是在 2021 年的 8 月 8 日。我当时的思路是这样的：

首先，抑郁症或焦虑症患者基本上都是感到神疲乏力的，特别是抑郁症患者，什么也没有兴趣，什么也不想干，这可以理解为大气下陷的表现。第二，抑郁症或焦虑症病位在肝，病机在于肝气郁结，但既往用逍遥散，多数时候效果却并不明显，而升陷汤升阳举陷，升肝气于左，调整气机，打破郁结状态，效果很好，或许这样的治法才是治肝的妙谛。既然有升陷汤类似治验在前，而从道理上也完全讲得通，那是不是可以尝试用于没有"胸闷"之类指征的患者呢？当然我的尝试绝不是盲目的，如果明确是其他方证的，当然应该用相应的方去治疗，或显属实证的，也不宜用升陷汤。结果：2021 年的 8 月 8 日、8 月 11 日先后用于两位患者均取得显著效果。

医案 11

T 某，女，42 岁。2021 年 8 月 8 日初诊。

主诉：心情抑郁 1 个多月。

病史：1 个多月前，患者出现心情抑郁，悲观想哭，时有心慌，但不发脾气，没有要深呼吸的感觉。素有贫血，月经量少，色暗，血块不多。末次月经 8 月 1 日。胃纳、睡眠、二便尚可。舌偏红，脉细稍弦。

处方：黄芪 60g，知母 9g，柴胡 9g，桔梗 9g，升麻 9g，盐橘核 12g，荔枝核 12g，冬瓜子 30g，橘络 15g。7 剂。

2021 年 8 月 22 日二诊：最近工作繁忙，喝药也不规律，2 周才把药全部喝完。服药后，心情明显好转，开心很多。补诉：夏天以来，手上有小水泡，痒。舌淡红，脉细稍弦。

处方：守初诊方，加老鹳草 6g，香附 9g，姜半夏 9g，茯苓 15g，人参粉（早上空腹冲服）6g。7 剂。

2021 年 8 月 29 日二诊：药后心情很好，手上小水泡已除。8 月 23 日月经来潮，舌淡红，脉细稍弦。

处方：守二诊方，加淮小麦 30g，豆豉 9g。7 剂。

【按语】

这位患者数年前曾在我处治疗，其体质孱弱素为我知。所以，这次因心情抑郁来就诊，我用升陷汤治疗，其思路前文已述。另外，还加用了橘核、荔枝核、冬瓜子、橘络疏肝解郁、升清降浊。药后心情明显好转，开心很多。

医案 12

D 某，女，43 岁。2021 年 8 月 11 日初诊。

主诉：失眠加重 1 年。

病史：患者睡眠不佳多年，最近 1 年失眠加重。过去服思诺思 5mg，艾司唑仑 2mg，原本还能睡好，现在需要几小时才能睡着，能睡 5～6 小时，醒来后头重、头晕、头麻。平时焦虑不安，性急易怒，心情抑郁，没有任何欲望，怎么都不开心，感觉像丢了魂似的；乏力，心慌，手抖，纳呆，口苦，大便溏薄、日行多次，月经紊乱。西医检查，认为已进入更年期。自诉，活着真没意思，那么难受，要不是孩子小，真想一死了之。无想深呼吸的感觉，无口干，每日喝水五六杯。舌紫而胖，边有齿印，苔薄白稍腻，脉弦。

处方：黄芪60g，知母9g，柴胡9g，桔梗9g，升麻9g，当归6g，桃仁6g，红花9g，赤芍9g，川芎9g，生地黄9g，牛膝9g，炒枳壳9g，甘草6g，柏子仁30g，炒酸枣仁60g，盐橘核20g，荔枝核12g，冬瓜子30g，橘络15g。7剂。

2021年8月18日二诊：服药2剂，睡眠即明显好转，头重、头晕、头麻、焦虑、心慌、抑郁、精力均明显好转，胃口好转，开心多了，大便时溏薄、时成形。舌紫而胖，边有齿印，苔薄白稍腻，脉弦。

处方：守初诊方，加姜半夏15g，茯苓30g。7剂。

2021年8月25日三诊：最近一周，艾司唑仑减少了四分之一的剂量。前三天情况蛮好，后4天妹妹的两个小孩来家里住，晚上和两个外甥还有自己的小孩共3个小孩睡一张床，没有睡好。头重、头晕、头麻复起，但程度不重，且心情尚可。舌紫而胖，边有齿印，苔薄白稍腻，脉弦。

处方：守二诊方，加炒僵蚕9g，蝉蜕9g。7剂。

2021年9月1日四诊：两个外甥已回自己家6天，这6天睡得都不错。头重、头晕、头麻大减，其他情况都很好。舌紫而胖，边有齿印，苔薄白稍腻，脉弦。

处方：守初诊方，加姜半夏25g，钩藤（后下）12g，炒蒺藜12g。7剂。

【按语】

本案与上一案那位患者差不多是同时期来就诊的，我用了相似的方法，其思维方法也是近似的。差别在于：本案虚实夹杂，除升陷汤证外，还有血府逐瘀汤证，故合用了血府逐瘀汤理气活血；并加柏子仁、酸枣仁安魂魄；橘核、荔枝核、冬瓜子、橘络疏肝解郁，升清降浊。仅服 2 剂，睡眠即明显好转，而且焦虑、抑郁的状态也明显好转。

医案 13

L 某，男，47 岁。2021 年 10 月 13 日初诊。

主诉：焦虑不安伴乏力 3 个多月。

病史：患者去年 7 月体检发现胃溃疡、幽门螺杆菌阳性，服西药治疗。今年 7 月复查未好转，患者即出现焦虑不安，入睡困难，早醒。西医给与阿戈美拉汀片治疗，服药后焦虑好转，睡眠稍好一点。但乏力，整天恍恍惚惚的感觉，一直打哈欠，觉得累了就躺着休息，但越躺越感觉不舒服，呼吸声比较粗，纳可，经常头痛，大便偏干。眼袋明显，舌胖而紫，边有齿印，苔薄白稍腻，脉弦。

处方：姜半夏 12g，黄芩 9g，干姜 3g，黄连 3g，大枣 15g，党参 30g，知母 9g，柴胡 9g，桔梗 9g，升麻 9g，黄芪 60g，柏子仁 30g，炙甘草 6g。7 剂。

2021 年 10 月 24 日二诊：药后睡眠好转，入睡快了，精力好转，心情也改善了，打哈欠减少，大便偏干。舌胖而紫，边有齿印，苔薄白稍腻，脉弦。

处方：守初诊方，加当归 9g，肉苁蓉 9g，7 剂。

2021 年 11 月 14 日三诊：药后诸症明显好转。舌胖而紫，边有齿印，苔薄白稍腻，脉弦。

处方：守二诊方，7剂。

【按语】

患者并无明显的消化系统症状，但体检发现胃溃疡、幽门螺杆菌阳性，经西医正规治疗，一年后复查却无效果，迅即出现焦虑失眠等症状。患者呼吸声比较粗，结合苔薄白稍腻，辨为痰证，而用半夏泻心汤。另一方面，患者有明显的神疲乏力，整天恍恍惚惚的感觉，一直打哈欠，这是抑郁症的表现，可以视为选用升陷汤的指征。两方合用，取得明显效果。

接下来再要例举的医案，与案例2是同一位患者。虽然是同一位患者，但此一时彼一时，辨证不同，用方不同。

医案14

Y某，女，34岁。2021年10月17日初诊。

主诉：焦虑伴乏力3周。

病史：患者因工作和家事，三周前出现焦虑症状，容易担心，容易发脾气，睡眠很差；神疲乏力，纳呆胃胀，大便溏薄；喉咙经常有口痰，但吐不出来。月经周期30天，经期4～5天，量很少，色暗，无血块，末次月经是9月17日。面色暗红，唇紫，舌胖而边有齿印，苔白腻，脉弱。

处方：生晒参粉（早上空腹冲服）6g，黄芪60g，柴胡9g，升麻9g，知母9g，桔梗3g，当归3g，桃仁3g，红花3g，赤芍3g，川芎3g，生地黄3g，牛膝3g，炒枳壳3g，盐橘核9g，荔枝核9g，姜半夏9g，茯苓30g，甘草3g。7剂。

2021年10月24日二诊：服药2剂，精力就充沛了，心情好了，不再焦虑，睡眠好转，喉咙之痰减少，胃不胀，大便成形但质黏。面色好转，唇紫，舌胖而边有齿印，苔薄白稍腻，脉弱。

处方：守初诊方，去生地黄；加柏子仁 30g，炒酸枣仁 30g。7 剂。

2021 年 10 月 31 日三诊：药后寐安，面色明显好转，舌胖而边有齿印，苔薄白稍腻，脉弱。

处方：守二诊方，加厚朴 9g，生姜 9g，紫苏叶 9g。7 剂。

【按语】

我用升陷汤治郁证，本以胸闷、想要深呼吸等为指征，但经进一步探索后，不再以此为用本方的先决条件。本案也属没有想要深呼吸的感觉而用升陷汤的案例。此外，本案也可以看作气血水理论的运用。患者气机不畅，气虚血瘀，痰湿内阻。所以用升陷汤、血府逐瘀汤加橘核、荔枝核、姜半夏、茯苓调畅气机，蠲除痰湿，仅 2 剂即取得明显效果。

以上 4 案，均为没有"胸闷"之类症状而用升陷汤者。读者肯定会问，没有"胸闷"之类症状，那我在什么情况下用升陷汤呢？

其实我在前文已经讲述了这一节的思路。那就是，凡郁证包括抑郁症与焦虑症，从理论上讲都可以考虑用升陷汤。特别是抑郁症患者，对什么都不感兴趣，这本身就可以视作"大气下陷"的一种表现，这是第一层的思路。第二，再全面审视患者的脉症，当有气虚表现，就可以应用升陷汤。纯粹的实证，当然不宜用升陷汤。或是有明显的其他方证，当然也应该相应地用其他方。除此之外，都要考虑有升陷汤证存在的可能。另外，如果患者见症复杂，除升陷汤证外，夹杂了其他方证，则与其他方剂配合使用。

案例 11 用药相对简洁，初诊用升陷汤为主，加了 4 味药而获效。案例 12 ～ 14 相对复杂，合用相应方剂而均获捷效。

四

最后，通过一则医案讲一讲升陷汤的变通用法。

医案 15

J 某，女，39 岁。2021 年 1 月 13 日初诊。

主诉：气短 1 个月。

病史：患者近 1 个月来，稍讲话或走路多了就气短，要深呼吸乃舒，曾至外院心内科、呼吸科就诊检查，未见异常。平素失眠，难入睡，早醒，乏力，心情不佳，睡不好则会焦躁，纳一般，大便溏薄、日行 1 次；口腔有热的感觉，以前口干，一天需喝十几杯水，现在二三个小时不喝水也不口干。舌紫，脉细弦。

处方：西洋参（另煎）6g，麦冬 9g，五味子 9g，升麻 9g，柴胡 9g，桔梗 6g，知母 9g，柏子仁 30g，酸枣仁 30g。4 剂。

2021 年 1 月 20 日二诊：服药第二天，睡眠即改善，气短大减，精力好转。4 天前来月经，大便溏薄、日行 1 次，口腔热的感觉减轻。舌紫，脉细弦。

处方：守初诊方，去西洋参；加北沙参 24g，天冬 9g。7 剂。

患者 3 月因其他疾病就诊，诉气短、想深呼吸的症状未再发生。

【按语】

临床上可见不少年轻人甚至是少年儿童，自觉气短，要深呼吸乃舒，担心自己得了心肺疾病，然而在西医内科，包括心内科、呼吸科就诊，却查不出什么。如果一定要问这属于西医的什么病？我觉得应该是焦虑症。当然西医的焦虑症也有一定的诊断标准，或许这些患者还够不上，但我以为从临床看，他们有焦虑症的倾向。而从中医辨证的角度看，要分清虚实。假定属虚，大多患者属大气下陷的病机，而应采用升陷汤治疗。具体到这位患者，辨证应属气阴两虚，用黄芪恐怕并不适宜，所以用生脉散替换了原方中的黄芪，而生脉散中的参也选用了西洋参，服药第二天即获得显著疗效。

结　语

上文详细论述了我用升陷汤治疗郁证（包括抑郁症、焦虑症）的探索历程，等于是采用层层递进的方法，对升陷汤的用方指征做出了表述，相信读者能有所领悟。此外，我还不厌其烦地列举了 15 则医案（除案例 1 为早年医案外，余者均为近年案例）。其目的，除了要证明升陷汤治郁证的可重复外，还希望读者了解这类患者的种种见症和我又是如何合方或加减化裁的。

2022 年 6 月 1 日动笔，6 月 28 日完稿，9 月 2 日修改

我对槐角地榆汤的挖掘与运用

　　槐角地榆汤，我估计绝大多数医者都不知道有这么一首方剂。假定有人说知道，我料想他心中的槐角地榆汤一定是一首治疗痔漏的方剂，而不是我在本文中要介绍的槐角地榆汤。

　　查《中医方剂大辞典》，名槐角地榆汤者共一首，出自《证治准绳·类方》卷六，主治痔漏，脉芤下血者。另有《外科大成》之槐角地榆丸，主治痔漏肿痛出血;《全国中药成药处方集》(抚顺方)之槐角地榆丸，主治肠风便血。再有《疡科选粹》有槐角地榆散，主治五种痔疮。此外，尚有两首地榆槐角丸。其一出自《万病回春》卷四，主治便血;另一首则出自《全国中药成药处方集》(南昌方)，主治五种肠风泻血。以上名"槐角地榆"或"地榆槐角"的方剂共6首，均主治痔疮或便血。

　　而本文欲介绍的槐角地榆汤则原系一民间方，治疗脱力伤寒。此方流传于绍兴民间，当地已故老中医黄载枚先生常用之。据其所述，用于退热，若辨证确当，诚有立竿见影之效果。董汉良先生为此撰写了论文，此文收录在《越医汇讲》一书中。我20世纪末至21世纪初在上海中医药大学附属曙光医院实习时，曾在该院图书馆借阅是书(也可能更早，因为实习前2年便开始见习，那时便常逛图书馆)，遂获知这一经验。

　　槐角地榆汤由槐角、地榆、滑石、广木香、延胡索、前胡、桃仁、桑白皮、黄芩、枳壳共 10 味药组成。此方何以能治脱力伤寒？据董汉良先生说，他最初"对此方退热的机制一直存疑，知其然而不知其所以然"，后读秦伯未《种种退热法》一文（收录在《谦斋医学讲稿》一书中），受到"中医对于气血，在生理上十分重视，在病理上极其注意。气郁和血瘀能使机能障碍，产生多种疾患，发热是其中之一"之论的启示，意识到槐角地榆汤退热机制是清肠泻肺、理气活血，通过消除机体的功能障碍而达到退热的目的。

董先生认为："方中黄芩清上焦肺热，桑皮泻肺清热，前胡清肃肺气。肺主皮毛，通过宣肃肺气，开达腠理，使邪热由表而出。肺与大肠相表里，清理大肠从调气活血入眼，槐角、地榆苦寒清理大肠血热，配血中之血药的桃仁、血中之气药的延胡索，以协助大肠凉血活血；广木香、枳壳入肠理气解结，使肠道气机通畅。其中滑石一味，上开泄腠理以达汗窍，下以移热下行以达溺窍，为二相兼顾之品。"故本方"是一张不治热而热自退的治病求本的退热剂。凡气滞血瘀，无明显表证，无明显里证，久治不愈的慢性热证，或不明原因的低热证都可试用"。

以上是董汉良先生的见解，而我的看法略有不同。按董先生原文叙述，槐角地榆汤治疗脱力伤寒，这一病症除发热外，常见"全身无力，四肢懈堕，不愿多动，反应迟钝，呈一派软弱无力的征象。面色多无华，纳食皆不佳，舌苔薄白，脉涩而迟"。董先生本人治一不明原因持续发热不退者，症见发热头胀、全身酸软，需人予以捶击全身才能宽松一时；纳食无味，自觉口淡，舌淡微胖，苔薄白，脉沉弦而细。他最初用甘露消毒丹加荆芥、柴胡治之症稍减而热不退，后改用槐角地榆汤三剂而热退病愈。这位患者的脉症及董先生的最初辨治，都说明若按一般的辨证，此案很可能被辨为湿热证。状似湿热证，用甘露消毒丹无效，用槐角地榆汤获愈，是不是能说明湿热证与槐角地榆汤的方证相应关系更密切？即便不能就此得出这样的结论，但至少可以说，若湿热证用甘露消毒丹无效，则不妨再试试槐角地榆汤。

这是我读董先生文章的第一点看法。另外，我看槐角地榆汤组成，感觉此方与三仁汤颇有相似之处。三仁汤调畅气机，三焦同治，清热化湿。而本方其实也是三焦同治，清热化湿，差别在于本方还能气血同调。所以湿热证，或者说三仁汤能治的病，槐角地榆汤应该都能治疗，又因能调气血而适应面较三仁汤更广。

有了以上想法之后，我便尝试采用本方治病，并取得了治验，介绍如下：

医案1

M某，男，19岁。2020年10月11日初诊。

主诉：困乏近半年。

病史：自觉白天困乏想睡，没精打采，坐在车上就能睡着。伴口臭，纳呆，曾经一度失眠，最近不失眠，大便一天一两次、成形，容易出汗。舌苔黄腻，脉偏弦。

处方：生地榆12g，生槐米12g，木香9g，炒枳壳9g，滑石（包煎）9g，醋延胡索9g，桃仁9g，桑白皮9g，黄芩9g，前胡9g。10剂。

2020年10月21日二诊：服药三四天后，感觉精力好了，没有那么困了，出汗正常了。晚上睡得也好。仍有口臭，纳呆，大便一天一两次、成形，舌苔黄腻减薄，脉偏弦。

处方：守初诊方，加广藿香9g，佩兰9g，鸡矢藤30g，炒神曲12g。14剂。

2020 年 11 月 4 日三诊：精力恢复，纳开，但仍有口臭。舌苔明显减薄，脉偏弦。

处方：守二诊方，改醋延胡索 6g；加姜半夏 12g，土茯苓 30g。14 剂。

【按语】

这则医案或许是我用槐角地榆汤的第一例。这位患者年纪很轻，是其母亲陪同而来，妈妈说他没有朝气，整天没精打采，老是睡不够似的。患者口臭纳呆、舌苔黄腻，均为湿热内阻之象，故用槐角地榆汤宣畅气血，清热化湿，很快取得显著效果。

医案 2

M 某，女，42 岁。2020 年 11 月 18 日初诊。

主诉：乏力一月余。

病史：最近 1 个多月特别疲劳，每天一定要喝咖啡才能提神。大便平时偏溏而黏，经前一周则便秘，月经的第一天大便量很多且溏。月经周期 34 天左右，色偏暗，经前一周头痛，末次月经是 10 月 24 日。睡眠、胃口、白带正常，性子急，易紧张，口黏不苦，白发多。过去有过敏性鼻炎、湿疹，目前都正常。舌苔薄白稍腻，尖偏红，脉偏滑。

处方：生地榆 9g，槐花 9g，木香 9g，炒枳壳 9g，滑石 9g，醋延胡索 6g，桃仁 12g，桑白皮 9g，黄芩 9g，前胡 9g。7 剂。

2020 年 11 月 25 日二诊：服药第一天不喝咖啡还是困，但第二天开始不喝咖啡不困了，精力充沛了，面色好转，口黏减轻，虽月经将至，但大便改善，且未头痛。舌苔薄白稍腻，脉偏滑。

处方：守上方，加益母草 6g，姜半夏 6g；改醋延胡索 4g，桃仁 6g。7 剂。

2020 年 12 月 2 日三诊：精力充沛，口不黏了。11 月 27 日来月经，经前没有明显便秘，头未痛。大便正常，面色好转。舌苔薄白稍腻，脉偏滑。

处方：守初诊方，改滑石 12g，醋延胡索 3g，桃仁 6g；加姜半夏 9g，薏苡仁 9g。7 剂。

此后，以上方为基础稍作加减。12 月 27 日来月经，诸症均除，遂停药。

【按语】

患者神疲乏力，每天一定要喝咖啡才能提神，大便平时偏溏而黏，月经色偏暗，经前一周头痛，性子急，易紧张，口黏，舌苔稍腻，尖偏红，脉偏滑。证属湿热内蕴，而兼有气滞血瘀，所以用槐角地榆汤颇为合拍。服药第二天开始，就不再需要喝咖啡了，精力充沛，诸症缓解。

本案整理后，我以"一首'治痔疮的古方'，让她摆脱了提神的咖啡"为题，发表在我的微信公众号"读书写字与临证思考"上。发表日期是 2021 年 1 月 19 日。我为什么要特意注明这一日期呢？是因为几个月后，我在其他公众号上看到有一位医生也用了槐角地榆汤治疗困乏，并说他是突然想到此方，并心中一亮。真的那么巧？我不敢说这位医生一定是抄袭了我的思路而不做说明，我只能说不应该那么巧，而偏偏这位医生还是我的微信公众号的读者呢。

医案 3

Y 某，女，44 岁。2021 年 1 月 10 日初诊。

主诉：乏力、睡眠不佳半年。

病史：患者近半年来乏力，夜间入睡快，但早醒，经常胃脘不适，无反酸嗳气，纳可，时有口苦，大便一天1次，多数正常，但易腹泻，平素怕冷，颈部、头尤怕冷。近一年，肩胛骨、两上肢疼痛。月经周期过去28天，现在23天，经期5天，经量减少，色鲜红，末次月经12月28日。有乳腺结节、甲状腺结节病史。白发多，面色不华，斑较多，舌苔薄白腻，脉沉弦滑。

处方：生地榆9g，生槐米9g，木香9g，枳壳9g，滑石（包煎）9g，延胡索3g，桃仁3g，桑白皮9g，黄芩9g，前胡4g，干姜3g，柏子仁30g，酸枣仁30g。7剂。

另针刺治疗肩胛骨、两上肢疼痛。

2021年1月17日二诊：肩胛骨、两上肢疼痛，经针灸后明显缓解。服药后，睡眠明显好转，精力好转，这周胃脘不适未作，仍口苦。舌苔薄白，脉沉弦滑。

处方：守初诊方，加龙胆草3g，柴胡9g，生牡蛎（先煎）30g。7剂。

2021年1月24日三诊：睡眠、精力明显好转，怕冷减轻，面色好转；月经1月21日来潮，量增多，这次月经周期为24天。本周曾有一次胃脘不适，大便有3天溏薄，口苦仍有。舌苔薄白，脉沉弦滑。

处方：上方去桃仁、生牡蛎，加乌梅6g。7剂。

2021年1月31日四诊：精力、怕冷明显好转，面色较前红润，胃脘不适未作，口苦减轻，大便成形，但睡眠有反复。舌苔薄白，脉沉弦滑。

处方：守三诊方，改乌梅9g，加缬草12g。7剂。

2021年2月7日五诊：精力明显好转，面色较前红润，口苦减轻。舌苔薄白，脉弦滑减轻。

处方：守四诊方，去延胡索；加丝瓜络9g，鸡矢藤30g。14剂。

【按语】

患者以乏力、睡眠不佳为主诉求治，诊得其舌苔薄白腻、脉沉弦滑，是湿困为患。取槐角地榆汤为主方，加一味干姜。这是仿半夏泻心汤用干姜之意，加柏子仁、酸枣仁固然是为了安魂魄，但也寓调肝之意。药后睡眠、精力即明显好转，面色等亦逐渐转好。

医案4

W某，男，44岁。2021年4月17日初诊。

主诉：早醒、困乏3个月。

病史：最近3个月来早醒，醒来下肢肌肉酸痛，白天困乏，有时头痛，大便、胃口一般。舌紫而胖，苔薄白腻，脉弦偏滑。

处方：生槐花12g，生地榆12g，桃仁9g，黄芩9g，前胡9g，木香9g，炒枳壳9g，醋延胡索9g，滑石12g，桑白皮9g，赤芍15g，生白芍15g。7剂。

2021年4月24日二诊：服了三顿药，睡眠即好转，醒来下肢肌肉酸痛消失，不觉困乏了，头痛未作，但多梦。舌紫而胖，苔薄白腻，脉弦偏滑。

处方：守初诊方，去赤芍、生白芍，14剂。

2021年5月8日三诊：最近稍有头昏脑胀，晨起下肢酸痛。另外补诉：近半年咽喉有痰而吐不出，鼻屎多。舌紫而胖，苔薄黄腻，脉弦偏滑。

处方：守二诊方，加冬瓜子40g，冬瓜皮40g，制半夏15g，制厚朴 9g，茯苓 30g，紫苏叶 9g，生姜 9g，14 剂。

2021 年 6 月 12 日四诊：上症均除。舌紫而胖，苔薄黄腻，脉弦偏滑。

处方：守三诊方，改制半夏 30g，加炒苍术 30g，14 剂。

【按语】

患者 4 年前曾因困乏无力，记忆力差而就诊，服二陈汤、平胃散合方加味痊愈。最近 3 个月又出现类似病症而来求治。改用槐角地榆汤加赤白芍，只服了三顿药，困乏即消除。患者自诉，这次用药见效比之前快。然患者常年舌苔厚腻，痰湿内盛，体质的改变非短期内能奏功。三诊时，因患者补诉咽喉有痰而吐不出，鼻屎多，加用半夏厚朴汤及冬瓜子、冬瓜皮升清降浊，药后此症消失。

介绍完案例后，我想强调学习中医一定要多读书，多涉猎，要善于发现问题。《越医汇讲》曾经静悄悄地躺在医院图书馆的书架上，鲜有人翻阅。我对书籍有一种贪婪之心，书架上几乎每一本书我都会取下来翻一翻，看看有没有有价值的东西。像这样一类医话医案书，或许别人不当一回事儿，我却读得不亦乐乎。当年浏览《越医汇讲》时，很容易就发现槐角地榆汤这首奇奇怪怪的方剂，我相信这首方一定有其研究的价值，尽管目前中医看热病的机会不会太多，临床实践机会少，所以实用价值不大，但这首"怪方"在我心里留下了印象。随着时间的推移，学验渐丰，机缘到了，它会自己跳出来（或是重新翻阅是书时跳出来，有些记不得了）。这时的我，主动推测槐角地榆汤的方义，想象其运用场景，于是便有了灵感。现在临床上外感热病不常见，但杂病中湿热为患者甚多，其症多见困乏，这是一个常见的使用场景。接下来，便在临床中探索其实际效果，就这样终于发掘出一张有价值的好方子来。

金代元好问诗："鸳鸯绣出从教看，莫把金针度与人。"以上详述了我对槐角地榆汤一方的挖掘历程与运用经验，可以说是"偏把金针度与人"吧。

部分文字写于 2021 年初，定稿于 2022 年 11 月 1 日

附学生吴舟峰医师医案：
W 某，男，73 岁。
2021 年 5 月 6 日初诊。
病史：患者之前因头晕、胸闷心慌、肢体麻木、乏力疲倦等就诊，诊断为腔隙性脑梗死、心房颤动射频消融术后、慢性阻塞性肺疾病，长期在我门诊予中药天麻钩藤饮、瓜蒌薤白半夏汤、黄连温胆汤、六一散等治疗。患者诸症尚平稳，但近期仍感乏力、疲倦明显。并时有头晕，腰部酸痛，鼻干鼻塞；偶有心慌，咽不适，干咳无痰；偶口干，口黏；大便日行 2 次，成形。无胸闷，寐可，双下肢无浮肿。舌红，苔根薄黄腻，脉弦。
处方：生地榆 12g，生槐米 12g，木香 9g，炒枳壳 9g，滑石（包煎）10g，延胡索 9g，桃仁 6g，桑白皮 9g，黄芩 9g，前胡 9g，天麻 15g，葛根 15g，冬瓜皮 30g，冬瓜子 15g，丝瓜络 15g，橘络 9g。7 剂。
2021 年 5 月 13 日二诊：患者乏力、疲倦感明显减轻，头晕、腰部酸痛稍减，鼻干鼻塞、干咳减轻，偶口干口黏、心慌，双下肢轻度浮肿。舌红，苔根薄黄腻，脉弦。
处方：守上方，加丹参 15g，荷叶 9g。7 剂。
2021 年 5 月 20 日三诊：患者乏力、疲倦感、双下肢轻度浮肿

减轻。舌红，苔根薄黄腻减轻，脉弦。

处方：守上方，去荷叶，加浙贝母 9g。7 剂。

【按语】

患者湿热明显，每次舌头伸出来都是显著的黄腻苔，平素时有乏力、疲倦症状，曾用过一些清热化湿、理气利湿的方子，但是化湿热的效果仿佛都不明显。之前听邢老师说起槐角地榆汤，也学习了邢师关于这个方子独到的研究心得和诸多临床有效医案，这个患者不就能用吗？没想到确有其效！

随　笔

中医如何才能不"内卷"

最近"内卷"一词很热，连中医界人士也在谈论"内卷"。

究竟什么是"内卷"？照我理解，就是只有一条路，千军万马都在走，这势必造成激烈的竞争，拼了老命就为了比别人好那么一点点。输家日子当然不好过，赢家其实也付出了巨大的代价。这样去理解"内卷"，那"内卷"其实还是一个中性词。假定拼了老命，不择手段，没有底线的，那"内卷"差不多就跟那个老词"窝里斗"一个意思了！"窝里斗"的，可以是一个组织，也可以是一个行业，也可以是一个国度。

说实话，我真没感受到中医的"内卷"。但后来一想，我明白了，这是因为我早就在体制外了——我老早就"外拓"了，当然就不会被"内卷"了。

对！就是"外拓"！

要对付"内卷"，其实很简单，只要反向操作即可，那就是"外拓"两个字。

10年前我跳槽，跑到体制外，可没想那么多，只是为了实现自己大学时的理想——"半日临证半日读书"而已。内心深处是对自由的向往，想做自己喜欢做的事。读读书，看看病，动动脑筋，不去管别人如何，我只管走自己的路。因为只有少数人愿意走这条路，或者是敢走这条路，也只有少数人能走成功这条路，所以这条路是不存在"内卷"的。

当然，今天我不是要说我自己，而是要说中医如何才能不"内卷"。但答案是一样的，下面具体谈如何"外拓"。

第一，要让更多的老百姓认识中医、相信中医。我们要把中医的特点、中医的疗效宣传出去，从官方到民间，我看到很多人都在做这样的事。但是我从这里也闻到一些"内卷"的气味。其实世界那么大，不了解中医的人还有很多很多，有各个行业的，有各个国度的，应该多动动脑筋，拓展思路，并且持之以恒，坚持下去，一定会有成效。

第二，要让西医同行认识中医、相信中医，并与中医合作，开展更高层次的研究，发展中医。这一点非常重要，但现实却很残酷。中医、西医，其实有一个时期也曾紧密合作过，产生了很多中西医结合大家和中西医结合成果，这对宣传中医、发展中医是大有裨益的。但是这些年来，中医、西医之间渐渐形同路人，尽管都是治病救人的，却好像浑身不搭界一样。特别是有一些西医因为不了解中医，或者误把伪中医当成了真中医，结果贬低中医、排斥中医。这对真正的中医当然不公平，也是很不利的。

其实，中医、西医之间应该多交朋友，多互相帮助，多合作交流，多协同研究，这对中医、对西医、对患者都好，可以说是三赢。

我有一个学生，因为某种机缘，有很多西医朋友，我看她最近发的朋友圈，有不少西医朋友请她看病，并且取得了很好效果，这让我很开心。其实这就是"外拓"。你看看，中医其实真的不必走向"内卷"，因为外面的世界海阔天空。

当然，我还得说，"外拓"跟医生的品德和医术比起来，其实还是次要的。假定我这位学生没品，谁愿意跟她交朋友？假定她医术差，西医朋友找上门来，反而会砸了我们中医的牌子。

所以，这篇文章主题虽然是谈中医如何不"内卷"。但末了，我不得不要提醒一下。各行各业其实都一样，首先人要有品，抱着酸溜溜的心态、妒贤嫉能的人，在哪里都"内卷"，即便没有"内卷"的地方，他也会"来事"。读者朋友们，你们身边是不是有这样的人？其次，任何时候都要好好提高自己治病救人的本事，提高自己治学与研究的能力，这是关键，是立身之本。只想着"外拓"，那可是本末倒置了！

2021 年 5 月 21 日

越偏执越"有理"

杏林曾经颇有几位偏执的人物，树起某几种学说，大张旗鼓，似乎其学说是放之四海而皆准的真理，凡患者都是适用其学说的。如果不适用，那也是表面上不适用，而实际上这是一种假象，本质上仍然是适用的。他们声称，为什么有的医生有的病治不好？那是因为他们没有学习他的学说，或者学习了但不坚信，假定学习了他的学说并坚信之，那这些治不好的病就能治好。说得斩钉截铁，毫不含糊；结果一时风靡，信徒无数。确实，有的医生从其学，水平提高了，遂更深信不疑。

我初看这样的学说，觉得他们讲得头头是道，似乎蛮有道理，而且讲得斩钉截铁，不容一丝怀疑，天真的人们自然是不知不觉地跟着走。然而仔细想想，似乎真实世界未必那么简单，一切就都在他的终极真理里运行？这似乎违背常识，我认为这是一种偏执。人偏执，学说也偏执。

我用微信很晚，大概到 2016 年下半年后才用。用了微信，看了各种公众号文章，看了朋友圈，我才了解到不独杏林如此。整个世界，偏执的人，偏执的学说，都很多。

我悟出这样一个道理——越偏执越有"理"。

理由如下：

第一，兴趣是最好的老师。而偏执一定伴随兴趣，而且是极大的兴趣，所以会有极大的热忱去研究。相反，一个不偏执，但也没有兴趣的人，是不会在学术研究道路上有所成就的。

第二，偏执会遮蔽人的眼睛。感兴趣是好事情，肯钻研。但是因为偏执，他很有可能只看到符合他观点的材料，而且收集了大量这样的材料；而不符合其观点或是能证明相反观点的材料，他可能会视而不见，或不假思索地嗤之以鼻。

这样，偏执的人，凭着狂热，凭着兴趣，也能够搭建一个学术大厦，有很多的证据来论证他的观点，看上去似乎很有道理。因为越偏执就越有热忱和毅力以及努力，所以越偏执，就越"有理"。

另一方面，作为读者，或听众、观众，会如何？

芸芸众生，都是普普通通的人，没有那么偏执，也没有那么多兴趣与热忱，当他们看到这样一个学术大厦，那么多证据，加上斩钉截铁的语言（其实就是煽动性的语言），当然就顶礼膜拜，成为信徒啰。他们本来就不读书，不动脑筋，治病疗效本来就差，现在从这里学到一二，也是进步了，自然就更加相信了。用时髦话说，这就是乌合之众。

既不偏执，又对这个世界或某些问题怀有极大的好奇与热忱的，毕竟是少数人。他们博览群书，独立思考，怀疑一切，绝不盲从。当看到偏执者建立起来的学术大厦，他们是一定会质疑的，从逻辑与事实两方面质疑。因为他们思路清晰，善于发现别人的逻辑问题，也善于发现一个问题的多种可能性。他们会追问，是不是另一种可能性更大呢？另一方面，他们博览群书，本来就知道很多一般人不知道的事实，他们的脑海里很容易就会冒出能证明相反观点的材料；如果进一步查资料，还会发现更多相反的观点与材料。

曲高和寡。他们不偏执，常用语是"可能""似乎"之类的话，没有那种斩钉截铁的语言，也不会夸大其词，似乎不那么自信一样。因为摆事实讲道理，有一分证据说一分话，尽管找了很多证据，谁又能说一定能把所有的证据都收集齐全呢？或者，相反的证据，就一定没有呢？基于这样的认知，"可能""似乎"这类词语就像口头禅一样出现了。有时讨论一件复杂的事，他们还会不断地分而析之，不断地先提出一个看上去蛮正确的观点，却又不断地加以否定。这样层层分析，反复论证，想把复杂的事分析清楚，但爱动脑筋，同时脑筋也跟得上的人毕竟少，自然就成不了什么气候。不像偏执者、偏执的学说，追随者众而容易成一学派。

所以，越偏执越"有理"，是有其内在道理的。

杏林如此，其他领域我发现也如此……

2022 年 7 月 13～15 日草成，8 月 1 日定稿

为什么聪明人有时也很蠢

为什么聪明人有时也很蠢？这是我近年来常思考的问题。

首先得说明，放在过去，"聪明人有时也很蠢"这个问题是暴露不出来的。为什么？因为在过去，聪明人的蠢，是没有机会暴露的。譬如我读中学时，因为是市重点，所以聪明人很多，聪明人展现的都是聪明的那一面。比如老师在课堂上讲解数学难题，聪明的同学能比较快地做出反应。反过来，则很难有机会展现聪明人蠢的一面。但现在不一样了，现在有渠道能暴露出聪明人的蠢来。什么渠道呢？就是互联网、微信公众号和朋友圈。

因为过去聪明人表达自己的看法，基本上只能通过嘴，能听到他看法的人很有限。确实，他可以写成文字，但很少有机会能发表，因为那时发表的渠道非常有限，也就是报刊媒体了，一般人很难有机会在报刊上发表作品，所以也缺乏动力写作。而如今任何人都可以打破时间、空间的限制，用文字、音频、视频的形式来发表自己的看法，通过自媒体，特别是微信公众号，再不济也可以通过朋友圈来发布和传播。这样我们就有可能了解聪明人的各种看法，只要他愿意发布。可以这样说，聪明人的蠢，往往是他主动传播出去的，主动让人看到的，当然他自己并不意识到自己这时候很蠢。

也就是说，过去我通常是这样认为的，聪明人总是聪明的，而蠢人总是蠢的，大抵如此。我以前没法发现原来聪明人有时候也很蠢（这里的有时，概率还不算低），后来我突然发现了这一点。所谓后来，就是2016年下半年以后，因为我用微信比较晚，大概是在那时才用的。

接下来得说明的是，怎么算聪明人。显然，这并没有明确的规定。但通常我们认为记忆力好，反应灵敏，数学学得好，这样的人是聪明的；甚至谈吐幽默、机智，我们也认为他聪明。如果还要一些硬指标的话，那么读书成绩好，能考上重点中学；高考成绩好，是名牌大学毕业生，也是聪明人的一些客观依据。这说的是我们身边的人，我们比较了解的人，我们通常这样来评判他是不是聪明人，而那些不熟悉或不认识的人呢？

那些不熟悉或不认识的人而为我们知道，当然会有多种情况，这里只说一种情况，那就是我们因为阅读他们的文章而知道他们。我想说的是，我们往往能从文章来判断一个人是不是聪明。假定一个人的文章见解有新意，有深度，那我们肯定认为他聪明。反过来，那就是平庸或愚蠢。

说到现在，就要说"聪明人有时也很蠢"这个现象了。如前所述，因为我用微信了，看朋友圈了，我发现我熟悉的过去认为是聪明人的人，怎么有时他发表的观点也很蠢。或者是我并不认识，但因为阅读了他几篇文章后，认为他写得不错，有新意有深度，从而认为他是聪明人的人，但没想到后来发现他有的文章表达的观点也很蠢。

那为什么"聪明人有时也很蠢"呢？

我认为有以下两个原因。

首先是品格的原因。聪明人如果不谦虚，相反过于自以为是，就会暴露出他的蠢来。聪明，自然容易得到别人的赞扬，也就容易飘飘然。所以，聪明而谦虚的人少于聪明而不谦虚的人。而且，我认为谦虚不仅仅是品格，甚至是一种气质或性格。我观察到，人对自己的评价，多数人是自视过高的，少数是恰如其分评价自己或看低自己的。这是人性的弱点使然。插一句，所以傻子也觉得自己很聪明。而所谓谦虚，就是自己觉得自己还有不足或可能还有不足，想要向别人（或者书本等）学习。一个人谦虚，他就会怀疑自己，会觉得自己是不是真的搞明白了，会想是不是等更成熟了再发表，或者干脆觉得自己还知道得太少，还是多看看不同的观点与事例，等搞明白了再说吧。所以，哪怕他有愚蠢的观点，他不一定说出来。正相反，一个人如果不谦虚，不管他是蠢人还是聪明人，他都可能到处发表意见。问题是，聪明人难道每个领域每件事都搞得很清楚吗？

接下来要说的就是能力问题了。我觉得其实聪明人完全有能力在很多领域，甚至是互不相关的领域里做出成就的（除了特别强调天赋的领域，比如艺术）。所以一个聪明人在不同领域里发表自己的观点，我觉得是很正常的事。但前提是，他的的确确地要在不同的领域里都有所研究。具体到现实里，我所谓的不同领域往往是那些公共事件，譬如今年的公共事件特别多，一会儿战争，一会儿"铁链"，一会儿"疫情"，一会儿"毒教材"，一会儿"牌位"，那就要求发表意见的人要对这些公共事件确有"研究"，至少也得有常识吧。

让我们这样来比较一下。上学时，数学老师出了一道难题，大家在苦思冥想，聪明人很快给出了正确答案。但诸位想一想，再怎么难的题，其实出题者都是给出了条件，请你利用这些条件，利用中学所学过的数学知识，来寻求答案。但是现在我们遇到的公共事件呢？作为一个非专家的普通人，不论事实层面还是分析层面，都需要我们去探求和探索。首先事实层面，其实我们能知道的只是少数，还有很多真相是我们所不知道的，这就要求我们尽可能地想办法去收集更多信息。再说分析层面，这些公共事件涉及的背景知识，或相关知识，未必是我们之前就知晓的，说不定需要我们从头学习相关的知识，有可能是世界史，有可能是法律知识，也可能是经济学知识等。总之，需要我们尽可能多地占有信息，探求真相，然后理出头绪，再运用某些理论（法律的，经济学的等）来分析。所以，这是做课题的思路，而不是解高考数学题的思路。聪明人如果还是沿用既往做数学题的思路，那就可能会有愚蠢的观点，并且暴露出来。当然，如果聪明人用做课题的思路来做，那他肯定做得更好，因为他聪明呀，像洞察能力、联想能力、分析能力、逻辑思辨，本身就是他厉害。但可惜的是，很多聪明人还沉浸在中学时代的做题思维里，不懂得探求社会真相的不容易。

当然，我估计大多数人并没有意识到"聪明人有时也很蠢"这是个问题，或者说看不出那些明明很蠢的观点是愚蠢的，这就更谈不上对"聪明人有时也很蠢"这个问题进行分析了。因为没有与我相同的问题意识，我估计很多读者读了本文之后会很没有感觉。自然，也怪我偷懒，同时也因为其他一些缘由，我没有举一些具体而详细的例子。

最后我还想自说自话一番，表达出本文的意义。第一，打破对聪明人的崇拜，凡事要独立思考。第二，什么才是真正的聪明人？其实谦虚的人才是真正的聪明人。第三，提出做题思维与做课题思维的不同，而大多数人在复杂的社会生活里还在用做题思维来思考问题。

本文于我，是蛮有意义的，也希望对读者能有所启发。

写于 2022 年 7 月 18 日，7 月 25 日修改定稿

如果我是张文宏，我就这样答复你

我蛮喜欢张文宏医生的。新冠疫情以来，他有许多言论，我虽没有一一都看，但就看过的那些而言，我觉得他讲得很好，是个靠谱的医生，而且敢说实话，很有个性。

前几天他在朋友圈里又刷屏了，这次批评他的居多，因为他的"不许喝粥"论。批评者说他崇洋媚外，这未免有点上纲上线了。中医圈里也有对他批评的，我看了两篇，还好，没有上纲上线，只是就事论事，谈了谈跟他不同的观点。

我觉得吧，这首先不是观点的问题，而是态度的问题。

你想，张医生作为一个感染科主任，不讲疫情的防治新动态，却讲起了小孩子的饮食，强调要吃鸡蛋牛奶，说"不许喝粥"，什么缘故？

肯定是别人问他的呗。尽管我没能查到他具体是什么会议或讲座上的发言，不知道他讲话的背景，但是我们完全可以猜到：或者是现场有人提问，或者是主办方事先告诉他大家会关心这方面问题，请他到时候要讲一讲，必是如此。

如果我是张文宏医生，我的态度是：大家只要正常饮食、营养均衡就可以了，我没有什么特别的东西要告诉你。说穿了，防疫抗疫跟营养学没有多大关系。

是不是这样啊？

读过中学的人都应该知道点营养学常识吧。营养要均衡，各类营养物质都是需要的，但都要适量。刻意强调某种营养物质是没有必要的，除非某一人群在这方面有饮食习惯的缺陷，如果没有缺陷你却去强调，那就是无的放矢，而一旦没有这方面缺陷的听众却听从了你的建议，这就变成了"过犹不及"。

更何况，营养学跟防疫抗疫究竟有多大关系呢？根据常识来判断，我觉得没啥关系。假定你觉得有关系，不要紧，我还是把那句话扔给你：营养均衡就好了。你既然知道平时营养要均衡才对，那么你就应该要知道，防疫抗疫期间其实是一样的，并没有什么不同，难道不均衡才好吗？蛋白质要过分地吃？过分地吃，就能防疫抗疫？这是想当然的吧？有何循证医学的证据啊？而且过分地吃，是不是会带来其他的新问题呢？网上有位马教授就说，多吃动物蛋白，会激化炎症反应，所以他反对张文宏医生的观点。其实马教授所说也不见得就对，其失与张文宏医生是一样的，这里我就不展开说了。

所以，我觉得对待这样的问题，首先是一个态度的问题。

什么态度？就是科学的精神，有一分证据，讲一分话。那没有证据，是不是就不能讲话了？这也不是。没有证据，就不要信口开河，不能瞎说胡说，但可以推理，而推理也是建立在事实与逻辑的基础上的。

回到张文宏医生的这番言论，我觉得是没证据、没事实、没逻辑来支撑的。相反，是很容易反驳他的。欧美都是如您所说的饮食，防疫抗疫也没见到效果嘛！

所以，如果我是张文宏医生，别人来咨询我，我会把我刚才所说的态度亮出来，来回答他们。

这又让我想起，疫情初起，网上各种中医防疫的方剂满天飞。

大家还记得吗？当时，很多人问我是不是靠谱？

我想反问一句，你觉得靠谱吗？

还不是一样的道理吗？有一分证据，讲一分话。完全没有证据，怎么能说这能防疫呢？当然，前面我也说了，你可以推理。但请你把话说清楚，你是怎么推理的，依据的是什么事实与逻辑，可能会有什么效果，这都得写出来。

当时也有朋友或学生要我给出预防新冠肺炎的方子，我说我给不出。再三要求下，我说那就吃点灵芝吧，扶助正气，总归有点好处。

我的推理，是依据中医的理论与既往的研究。中医的理论就是"正气存内，邪不可干"。所以可以用扶正的药物来预防瘟疫。而灵芝扶正，古往今来已有定论。古籍如此说，今人的临床研究、实验研究也支持，尽管证据的等级不够高，但可以提供参考。那为什么我推荐灵芝，而不是其他药？因为中医药里面扶正药物众多，但很多药的偏性较大，适应面较窄，不像灵芝那么平和，一般人都可以吃，没有明显的偏性与副作用。

网上很多号称防疫的方药往往还会用古人认为清热解毒而现代研究具有抑制病毒效果的中药，其实这是经不起推敲的。第一，没有感染新冠的人，需不需要清热解毒（抑制病毒）？这样做会不会有害身体？第二，假定所谓的"预防"是指第一时间"抗疫"，意即万一感染，因为你正在服这些清热解毒药（抑制病毒），所以能马上消除病毒于萌芽之间。但你又有何证据能证明方中这些药、这点剂量是能在第一时间起到"抗疫"作用的呢？因为觉得既没有明确的效果，却可能有潜在的副作用，所以我是不会推荐任何这类药物的。

因此，我勉为其难地推荐了灵芝一味药而已。至于我的推理对不对，有没有用，这需要临床实践来检验。

这件事，我觉得是可以拿来类比的。其实普通人需要的是一个安慰而已。中医给你一个预防方，西医给你一个营养学方面的防疫饮食，你的心会定一点。假定看穿了这一点，不妨直接告诉大家，你要的东西这个世界上并没有；或者说，与其幻想这样一个东西，还不如切切实实地遵照传染病的预防方法。那就是在本次疫情高发的地方尽量不出门；假定必须要出门，则要正确地戴口罩，勤洗手。什么合理饮食、合理作息，其实跟这次疫情没有关系，任何时候这都是常识，就像要戒烟一样的，有必要特地拿出来讲吗？

写到这里，我不禁为张文宏医生作为智者的一失而叹息。所谓智者千虑必有一失，张医生无疑是一位智者，但是很可惜；或许他近三个月来太忙太累，要应付的事情太多了，在这一问题的解答上未能好好思考，未能把握住科学精神这一科学家的基本态度与立场，对大家的提问过于执着了。我能看得出，他想尽量满足对方，想尽量地好好地回答问题。但看上去是尽责的回答，其实反而是不那么负责任的。而我的回答呢，看上去是在敷衍你，其实倒是负责任的回答。

2020 年 4 月 20 日

别人的良药，可能是你的毒药！

有"先斩后奏"的。

我记得有好几次，患者跟我反馈，说他的感冒或咳嗽吃了我的中药很快见效，药多出来了，正好他的太太或其他家属也感冒或咳嗽，就把剩下的药给吃了，结果同样有效。"先斩后奏"，开心地向我汇报他的成果，我自然只好笑笑。

当然更多的，是准备"先奏后斩"的。

临床当中，会遇到患者这样的发问："邢医生，这个药我吃得很好，我的亲戚正好也是这个病，他能不能也吃这种药啊？"

要回答这样的问题，稍微有点复杂。

其实关键在于：在患者眼中，这两个人的病是一样的；但在中医师眼中，这两人的病却大不一样。

患者眼中的病，其实是一种症状或现代医学意义上的病。前者如咳嗽，后者如糖尿病。患者以为，我是咳嗽，他也是咳嗽；或我是糖尿病，他也是糖尿病，既然是一样的病，那我药吃了有效，他肯定也会有效。

但实际上不是这么回事儿。

在中医师眼里，你们俩可能完全不是一样的病。因为中医师看重的，或者说他想要针对治疗的，不是症状，也不是现代医学意义上的病，他"识别"出来的是患者的一种状态，这种状态按中医的术语，叫"病机"，或者叫"证候"，我们这里就叫它"病机"吧。

尽管在患者看起来，"我们都是咳嗽或糖尿病"；但在中医师眼里，你们的"病机"不同，那处方就可能很不一样。

当然，中医师也可能针对症状或现代医学意义上的病开处方。这种情况也会有，也未必就不好，这是另一码事，这里暂不表述。

那几位"先斩后奏"的，恰好他家属的"病机"与之相同，所以服同样的药也就好了。那么相反，假定其家属"病机"与之完全相反呢？即便是同样的症状或疾病，药可就完全吃反了！这时候你的良药，可就是他的毒药了！

举个例子。

湖南省名老中医肖南山先生的故事。

有一位李先生，年四十许。体素刚健，五月间，洒石灰踩田于烈日之下，患上吐下泻，医以藿香正气散、六和汤等方皆不效，病延三日，请肖先生诊治。其表现是：唇焦舌燥，上则拒而不纳，下则便下黄液，小便短赤，烦躁不宁，舌质红，苔黄干，脉象弦数。肖先生断为热性吐泻。采用清热解毒，健脾渗湿法。

处方：白术 10g，茯苓 10g，泽泻 10g，猪苓 10g，石膏 30g，滑石 30g，黄连 7g，甘草 3g，灶心土水煎服药。

结果三剂霍然。

没想到过了几天，李先生的儿子亦上吐下泻，李将己服之方购药两剂与服，没多久其病大增，势甚危笃，夜半扣门，请肖先生速往。患儿已经肌肉大脱，目陷声低，腹痛转筋，脉象似有似无，此乃阳气将脱，非大剂辛温不能挽救。

赶紧处方：木瓜 30g，白芍 15g，党参 15g，附片 15g，干姜 10g，甘草 3g，浓煎频服。

一日夜服完三剂，外以热酒面粉调和擦其转筋处，始转危为安。

李先生为其子改名为"再生"，以志不忘！（此见《湖南省老中医医案选（二）》）

你看，爸爸的救命药，到了儿子那儿，却成了催命药！

药可真不能瞎吃，一定得请医生决断！

2021 年 6 月 1 日

我劝天公勿打雷

明天又是高考日。回想 1994 年我参加高考，一个人骑着自行车去考场，路上遇见好几个同学（我现在还记得有仇同学、徐同学，好像还有周同学），他们同样也是一个人骑自行车，印象里似乎没有什么同学是父母陪同的。上午考完了，骑车半小时回家吃顿饭，下午再骑回考场。要说有啥特别的，那就是妈妈特意做了丰盛的饭菜，但是作为考生，尽管自觉考得蛮好，胃口却不怎么样，后来才知道这叫"思伤脾"。2 天的考试结束后，在回家路上，遇到一帮考生在撕书、扔书，在发泄苦读的郁闷。而我的胃口从 7 月 9 日开始也好了。

之后几年的高考时节，我还会关注有关的电视新闻。慢慢地，我觉得越来越匪夷所思。考场门口，家长们聚集在一起等待；甚至新闻说有的家长拦下车辆，说车辆的噪声会影响里面的考生；再后来，考场周围干脆不让车辆通行了；还有的家长在考场附近借了宾馆住下。

高考当然很要紧，家长们的心情，我们都能理解，只是我觉得有点太焦虑了。太焦虑，恐怕对孩子反而不好。越是临近高考，越是要以平常心对待。复习迎考，不差这一两天，不如聊聊其他的，逛逛街，看看风景，散散心！

最近时常有暴风雨，外加电闪雷鸣。难道我们要跟老天爷也说一声：我劝天公勿打雷，只因学生在高考？

2020 年 7 月 6 日

随想录

一

我曾以为独立思考是一种品质，或者说是一种精神，是你愿意不愿意的问题。后来发现不对。独立思考不仅仅是一种精神，同时也是一种能力，或者说是智力的体现。

特别是在一个相对宽松的环境里，独立思考不会被抓起来坐牢杀头，没人不敢独立思考，可为什么还是有很多人轻信流言，发现不了谎言，成为乌合之众的一员呢？为什么独具慧眼，能探究真相的仍是少数？因为独立思考，其实是要有智力支撑的！

没有智力支撑，给你再多时间，让你一个人慢慢思考，哪怕思考到秃顶了，你依然想不出个所以然来。

2020 年 9 月 25 日

二

最怕青年人没理想，为混口饭吃，蝇营狗苟；中年人还像愣头青，偏激，偏执！

2021 年 5 月 4 日

三

一般来说，缺什么，喊什么。微信朋友圈里，整日标榜自己如何如何的，往往最缺这玩意儿。口号标语当然更可这样看。譬如近十几年来，中医界自上而下流行这么一句口号——读经典，做临床——无疑是因为中医界的"不读经典"和"临床水平低下"已经到了没法不正视的地步了。

2022 年 2 月 28 日

四

我越来越意识到，科学精神其实与人的品德与性格有关。

一个只管立场与利益、不问是非的人，是不会有科学精神的。一个要面子、听不得批评的人，是不会有科学精神的。

或许有人会问，科学精神有什么用处吗？

科学精神确实不会马上给你带来金钱等现实的利益。但缺乏科学精神，你将很难认识真实的世界，也很难有所进步。所以，科学精神不仅科学家需要，普通人也需要。

2022 年 5 月 3 日

五

平日读中医书，不爱高头讲章而最爱医案医话。

看医案医话，不必正襟危坐，有零星时间就可以读；而且不必从头看起，只要目录里见到感兴趣的题目就可以翻到那一页去读。

总之，态度是随意的。而这率性的读书，带来的是快意。因为医案医话虽篇幅短小，其中蕴含的却是真实的案例和作者觉得值得记叙的思想与经验，所以开卷往往有益。特别当读到作者得意处，而于读者又别有会心或极受用时，快何如之！

不过必须得承认，这是年轻人才能有的率性。因为年轻，记性好，随便翻翻也大抵能记住。而且那时读医案医话并没有多少功利心，既没有考试的要求，也没有临证的压力——因为尚在念书；或工作不久，彼时患者不多。

等到年龄上去了，记忆力则下来了，而读医案医话更有点像工作了——当然我喜欢我的工作，我的兴趣与工作是一回事儿。这时不得不正襟危坐，因为要记笔记了。一方面我不得不承认"好记性不如烂笔头"。另一方面，是因为面对的疑难杂症越来越多了，有的自己以往积累的经验足以应对，有的则还需向旧籍讨教或是找灵感，这需要专题读书并做笔记。再有一个原因则是为了写作。当自己的经验、见闻、思考越来越多，多到可以把它们串联起来、整理出来，这时却又需要回过头来再去重新看看医案医话，看看有没有遗漏，是不是还有更好的素材。这素材可以是正面的例子，也可以是反面的例子。所以，不仅好书、好的医案医话会读，差劲的书、并不好的医案医话有时也不得不去读一读。这自然是功利性地读书，不率性，也不一定快意，但做学问不能不如此。

2022 年 8 月 12 日

六

正如俗话说的，多花点钱就能摆平的事，不算个事。同样的，多下点功夫多看点书就能学到些治病的本领，这样说起来，学中医也并不难。真正困难的在思想，这是治病工匠与中医大家的差别。

2022 年 8 月 19 日

七

儒家讲"格物致知"，医家则应讲"格人致知"。

学中医固然少不了要向经典学习，要向前贤学习，但一定更少不了要在患者身上琢磨与推敲。这包括对患者病情的仔细审视，对各种体征的细心观察，也包括对治疗后患者反应的认真倾听。

如《伤寒论》里五苓散证的一个主要症状是"消渴"，而我在临床上观察到的却是口不渴而想不到要喝水。这是以病人为师之一例。至少在这一点上，我跟经典在同一起跑线上，并弥补了它，或超越了它。

2022 年 8 月 29 日

八

有人说，同样一个病例，不同的中医看，可能辨证结果都会不相同，因而治疗方法也不相同，可以说是条条大路通罗马！

此言差矣。

我们在临床上经常看到的是，有的患者经许多医生治疗而无效。当然会有这样的患者最后找到我。我何德何能，就能治好大家都治不好的患者？不过侥幸能治好几个这样的疑难杂症而已。所以，事实上往往是条条大路不通罗马，运气好的话，也就一条路通罗马。所以扁鹊才会有"人之所病病疾多，医之所病病道少"之感慨。

2022 年 9 月 7 日

九

究竟应该如何上好课？我以为好的老师，不应该是说书先生。当场让学生听得爽，这不是一件好事。好的课堂不是老师的一言堂，而是一个积极讨论的场所。主导者，当然是老师。老师课前精心设计问题，课上引导学生思考，并根据每个人的讨论发言，用自己的学养和智慧随机应变，临场发挥，启发大家。我相信经过这样不断的课堂训练，学生们能逐渐提高独立思考的能力，会善于发现问题，进而去思考和解决问题。

听说书先生式的老师讲课，现场精彩，笑声一片，但这就和看电视一样，看过了就忘记了。然而这种感觉很好啊，就像爱看电视一般，人们会喜欢上这种课。

积极讨论的课堂就不一样了，有点像读一本难读的书，有很多问题，要自己动脑子，一开始有点痛苦，也会有点着急，但慢慢地，不知不觉中会有进步，也许某一天会豁然开朗。当然也可能读不下去了，把书扔了。所以这样上课是有点危险的，因为未必让每一位同学满意。但我以为，为了学生的进步，应该把标准定得高一点，而不是迁就。

2022 年 9 月 9 日